ちくま新書

日本の中絶

塚原久美
Tsukahara Kumi

1677

日本の中絶【目次】

はじめに

私は二一歳で大学生だった一年間に中絶と流産を経験しました。

最初の妊娠を中絶したことを後悔して苦しんでいるさなかに再び妊娠してしまい、今度こそ産むぞと決心を固めたにもかかわらず、今度は流産してしまいました。それから数年間、原因不明の身体症状に悩まされて自律神経失調症と診断され、心理療法を受けることになりました。

いったんは症状が治まったものの、その後も心の深いところで癒えない傷に苦しめられ、メンタル・ブレークダウンを繰り返しながら、何度も人生の転機を迎えました。

三〇代も終わりに差し掛かったとき、新たなパートナーとの出会いがあって、人生三度目の妊娠で娘を出産しました。

これをきっかけに、中絶によって振り回されてきた自分の生涯と、ずっと考え続けてきた日本の中絶の問題を振り返り、この子が大人になるまでに、日本の中絶事情を変えたいと思い、大学院に入って中絶問題を研究する決意を固めました。その延長線上に今の私はいます。

以来、約二〇年にわたって中絶問題を研究してきた過程で、自分の中にあった中絶に対する罪悪感と苦しみは、自分が生きている社会の側からくる「中絶への罪悪視」が内面化されたものだったと確信するに至りました。今の私は「中絶サバイバー」であることを自覚していますが、その経緯は第三章で詳しく説明することにします。

本書では、まず第一章で「なぜ中絶はタブー視されるのか」を取り上げます。堕胎罪がありながら、女性（本書では妊娠しうる身体をもつすべての人々を含むものとします）の権利を保障しない優生保護法で一部の中絶を合法化することで、避妊代わりの大量中絶が行われてきた事実に即して水子供養とスティグマが広まったことを論じます。

第二章では、日本の中絶医療や避妊方法が海外の標準より遅れている問題を論じます。

第三章では、私自身の体験や国内外の女性たちの声から中絶はどのような体験であるのか、またどのような体験として構築されてきたのかを明らかにします。

第四章では、海外における女性たちの権利意識と中絶医療の発展がどのように関連していたのかを論じます。

第五章では、国際的な規範としての件と生殖の権利がどのように発展してきたのかを概説します。

第六章では、中絶薬の価格設定の問題と自由診療による中絶の価格設定の問題について論じます。

各章の前後に五つの補論を置いています。

補論1では、刑法堕胎罪で中絶を禁じていながら優生保護法／母体保護法で違法性阻却するという二重構造を取っていることの問題、補論2では日本の中絶医療が海外の概念とはズレた特殊なものになっている問題、補論3では中期中絶の問題、補論4では経口中絶薬をめぐる厚労省発表の問題、補論5では不妊治療の保険適用をめぐる問題と、すこし専門的な内容をそれぞれにまとめています。

日本の特殊事情が問題を複雑にしているように見えますが、どれもリプロダクティブ・ヘルス＆ライツの視点で読み解いていくことが解決の道ではないかと考えています。

第一章

なぜ中絶はタブー視されるのか

「中絶」という言葉を聞いたとき、どんな気持ちになりますか？　「悲しい」「申し訳ない」「身勝手」ほとんどの方は、否定的な気持ちになるのではないでしょうか。

大学の授業で中絶について話すとき、私はまず学生たちに「「中絶」と聞いてどんな言葉を連想しますか？」と問いかけます。すると、ほぼ間違いなくネガティブなイメージばかりが返ってきます。「痛い」「つらい」「悲しい」ばかりか、「胎児殺し」「生命抹殺」などという厳しい言葉が飛び出すことも少なくありません。

中絶や中絶を選ぶ女性に対する非難や罪悪視、いわゆる「スティグマ（負の烙印）」が強いことがうかがわれます。日本における中絶の罪悪視は、宗教的な倫理観に起源をもつ欧米諸国とは異なり、女性差別的なイデオロギーをもとに構築されてきました。

たとえば日本は国連の女性差別撤廃委員会（日本政府訳は「女子差別撤廃委員会」だが、本書では「女性」を用いる）から、女性差別の観点より刑法堕胎罪の見直しを勧告されていますが、政府は「胎児の身体と生命」の保護を理由に改正する気はないと明言しています。そこには、胎児生命を女性の人生よりも重視するイデオロギーが働いているのです。

†明治時代に作られた堕胎罪

そもそも堕胎罪は一八八〇（明治一三）年に日本で初めて制定された刑法（旧刑法）で定められた犯罪であり、そこから一四〇年以上もの間、日本では中絶が犯罪とされ続けています。一九〇七年に新刑法に改定されたときにも、堕胎罪は維持されたばかりか厳罰化されました。新旧刑法のどちらも「女性の権利」など微塵《みじん》もなかった頃に作られた法律であり、女性のみを罰する第二一二条があるのは明らかな女性差別です。

新刑法に変わってからでも一一五年経っていますが、現刑法第二一二条には「妊娠中の女子が薬物を用い、又はその他の方法により、堕胎したときは、一年以下の懲役に処する」という文言が今もあります。

もちろんここで想定されていた「薬物」は、現代の「中絶薬」とはまったく別物で、効き目がないばかりか下手をすると女性の命を奪うこともあったと推定されます。つまり当初、この法文は女性の健康と身体を守る機能ももちあわせていたのです。

しかし、当時は想定外だった安全で有効な「中絶薬」が登場している現代で、自らの意志で中絶薬を使用した女性が犯罪者にされてしまうのは理不尽です。後述する通り、今や世界では女性が自分自身で中絶薬を自分で使用することまで奨励されているのです。

また、刑法の堕胎罪が作られた明治時代の日本社会には、明治憲法と旧民法によって定められた「家制度」があり、家父長が「戸主」として甚大なる権力を握っていました。父親の一存で娘を遊郭に売り飛ばすことも、息子を丁稚奉公に出すこともできました。妻は自分の名前で契約を結ぶことすらできませんでした。

女の子宮も女がはらむ子どもも家長のものであり、女が勝手に処分することは許されませんでした。夫以外の子を妊娠してしまった妻は不義密通で罪人にされましたが、浮気をした男性は相手の女性が「誰かほかの男の妻」でないかぎりは無罪放免され、妾を囲うことは男の甲斐性としてむしろ奨励されました。

当時は、現代から見れば信じられないほどの女性差別的な慣行がまかり通っていたのです。そんな時代に、「産むか産まないか、いつ産むか」を自分で決めることにした女性たちを「犯罪者」として処罰することにしたのが堕胎罪でした。

†日本の産児制限運動

日本の産児制限／調節運動は、一九二二年のマーガレット・サンガーの来日を契機に広まりましたが、それ以前の日本の女性たちにも今でいうリプロダクティブ・ライツ（性と生殖に関する権利）や自己決定権の萌芽が見られ、産児制限の実践も始まっていました。

明治末から五年間発行された雑誌『青鞜』の一九一五年六月号で、原田皐月は小説「獄中の女より男に」で堕胎罪を批判し、堕胎論争の口火を切りました。平塚らいてうは同年九月号の「個人としての生活と性としての生活の間の争闘について（野枝さんに）」の中で、避妊を支持しつつ「烈しい醜悪の感」も示すアンビバレントな姿勢を見せています。

一方、山川菊栄は一九二〇年の『婦人公論』一〇月号で「自由社会における妻と母」を発表し、ほかのマルサス主義者とは異なる独自の産児調節論を展開し始め、「自主的母性」という言葉で現代のリプロダクティブ・ライツに通じる主張をくり広げました。歴史家の藤目ゆきの『性の歴史学』によれば、産婆の柴原浦子も、大衆運動を背景に「産児制限という言葉がない頃から、産児制限を唱え」てサンガー来日前にすでに幅広く避妊の指導をしていたばかりか、女性たちの求めに応じて「堕胎」にまで手を染めていたそうです。

アメリカで「バース・コントロール」という言葉を生み出したとされるマーガレット・サンガーは、石本静枝（のちの加藤シヅエ）とニューヨークで知り合い、一九二二年にイギリスで開かれる国際会議に行く途中で日本に立ち寄りました。サンガーの来日は、日本で産児調節運動が始まる大きな契機となり、関東では石本恵吉・静枝夫妻や安部磯雄らが、関西では山本宣治らが行動を開始しました。

当時の産児調節運動への参加者の多くは新マルサス主義者でした。過剰人口は結婚の延期を通じての出生抑制により回避できる、と考えたマルサスに対し、新マルサス主義者は、マルサスの人口原理を受け入れながらも結婚の中での産児調節の必要性と可能性を主張したのです。

昭和の初めは打ち続く不景気が民衆の生活を圧迫し、「産児調節は時代の要求」になりました。産児調節運動は是認され、広範な人々に支えられるものとなり、一九三〇年から一九三二年の昭和恐慌下に絶頂期を迎えました。

一九三〇年代初め、産児調節連盟、日本産児調節婦人同盟などが設立され、研究活動や機関誌の発行など幅広い活動をくり広げるとともに、妊娠に悩む人々のために相談所も開設されました。一方で、「堕胎法改正期成会」や女性団体が集まった「堕胎法改正期成連盟」も結成され、堕胎罪に公然と反対する人々も出てきました。しかし、石本静枝はサンガー同様に堕胎と避妊の峻別にこだわって堕胎法改正の活動には反対します。当時の有識者のほとんどがそうであったように、石本は優生思想の信奉者でもあったようです。

一九二〇年代から三〇年代にかけて世論は産児制限を支持する一方で、一九三〇年に内務省令「有害避妊用器具取締規則」が発令され、堕胎罪とともに運動への弾圧の手段にされていきます。医師の太田典礼が発明した避妊リングも、この法のために一九七〇年代まで実用化されませんでした。

さらに一九三一年の満州事変の勃発以降は、社会運動に対する弾圧が激化し、産児制限運動も封じこまれていきました。一九三三年六月には柴原浦子が堕胎事件で初めて検挙されるなど、名をはせた産児調節運動家の逮捕もあいつぎます。一九三五年七月には有名な女優・志賀暁子の堕胎スキャンダルも起き、一〇月には柴原浦子が再び検挙されました。

一九三七年、日本は中国への全面的侵略戦争に突入します。「大東亜共栄圏」建設を支える兵力と労働力を確保するために人口の量、質の増強が追求され、一九四〇年には「国民優生法」が成立、翌四一年には「人口政策確立要綱」が閣議決定されます。

要綱では「個人を基礎とする世界観を排して家と民族とを基礎とする世界観の確立、徹底」が図られ「婚姻年齢を現在に比し概ね三年早むると共に一夫婦の出生数平均五児に達すること」が目標とされ、若い女性には「母性の国家的使命を認識せしめ……健全なる母性の育成」に努め、「避妊、堕胎等の人為的産児制限を禁止」することも定められました。

このように出生増加策が打ち出され、産児制限を唱えることは反国家的行為として厳重に取り締まられるようになって、運動はことごとく弾圧を受けました。石本静枝が経営していた相談所は比較的長く持ちこたえましたが、一九三八年一月についに閉鎖に追い込まれます。一方、柴原は「産めよ殖やせよ」とする「国家の使命」に反逆する道を選び、運動組織が壊滅してもひそかに堕胎を続けていたと言われています（参考：藤目ゆき『性の歴史学』第七章）。

†優生保護法による中絶の合法化

一九四五年、第二次世界大戦で敗戦した日本は、それまでの「産めよ殖やせよ」の国策を一八〇度転換し、人口抑制に動きました。

戦後ほどなく結婚ブームが起こり、一九四七～四九年に生まれた八一〇万人はのちに「団塊の世代」と呼ばれるようになります。

帰還兵や引揚者もあいまって人口は急増し、食糧危機や住居不足への危惧が強まっていた一方で、避妊の手段がほぼ皆無の女性たちの間には出生数を抑えることへの切実な要求がありました。安全で合法的な中絶ができないために、多くの女性が危険なヤミ中絶に走ることも懸念されていました。そのような国民の窮乏状態が、優生保護法制定の背景にあります。

一九四七年に提出された戦後初の優生保護法案は、戦前から産児調節運動を繰り広げていた社会党衆議院議員の加藤シヅエ（元、石本静枝）や太田典礼によって提案されたものでした。しかしこの法案は審議未了で廃案となり、翌四八年、保守派で医師の谷口弥三郎参議院議員が、自分が出したほうが通りやすいだろうと持ち掛けて、医師八人を含む超党派の議員一〇人で法案を提出し、全会一致で優生保護法が成立しました。

優生保護法第一条には、「この法律は、優生上の見地から不良な子孫の出生を防止するとともに、母性の生命健康を保護することを目的とする」とうたわれていますが、女性の権利を保障する法律ではありませんでした。国民優生法では優生手術（不妊手術）を受けるために「家」の同意が必要だとされていましたが、優生保護法では既婚女性が中絶するには配偶者の同意が必要だとされたばかりか、中絶の有無は医師が認定するものだと位置付けられたのです。

一九四八年に制定された優生保護法の第一二条には、「都道府県の区域を単位として設立せられた社団法人たる医師会の指定する医師（以下指定医師という。）は、……本人及び配偶者の同意を得て、任意に、人工妊娠中絶を行うことができる」と定められました。優生保護法が成立した翌年、一九四九年にはいわゆる「経済的理由」による中絶が認められ、一九五二年には優生保護委員会の審査の要件が緩和されて、優生保護法指定医師ひとりの認定で「経済的理由」によってほぼ自由に中絶を行えるようになりました。その結果、一九五三～六一年までの九年間は、届け出のあったものだけで毎年一〇〇万件以上、総計一〇〇〇万件もの中絶が行われました。

指定医師制度が設けられた理由のひとつは、戦後、闇手術によって死亡する例がしばしばあったためで、「これを救済するために医師の技術並びに設備等を斟酌して指定医師制度を設け」たと立案者の一人である福田昌子（社会党、医師）は国会で説明しています。その裏には、当時の中絶技術が未熟であったという事実もあると考えられますが、医療技術については第二章で検討します。

†中絶天国

第二次世界大戦が終了して、世界中で戦争のために低迷を余儀なくされていた家族計画運動が息を吹き返し、一九五二年には国際家族計画連盟（ＩＰＰＦ）が発足しました。この年、日本では受胎調節実地指導員制度が開始されています。さらに一九五四年には日本家族計画連盟と日本家族計画協会が設立され、国内の家族計画運動が始動しました。[1]

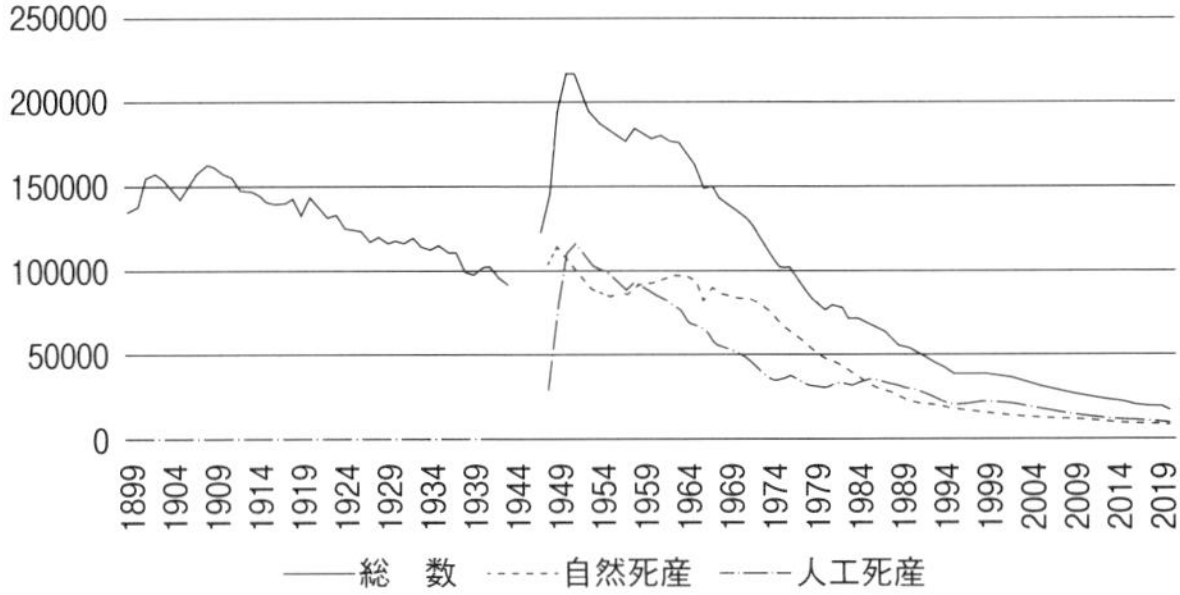

1－1　死産の総数と自然／人工死産

日本家族計画連盟は、翌一九五五年一〇月、国際家族計画連盟の第五回国際家族計画会議を東京に誘致し、国内外に家族計画の重要性を訴えるとともに、最新の受胎調節に関する科学情報を発表する機会を設けました。この年は日本の年間届け出中絶数が一一七万件とピークをむかえた年であり、「国際会議に出る度に日本は外国の代表から「中絶天国」だ、と白い目で見られ肩身の狭い思いがした」と故加藤シヅエ・家族計画連盟会長（当時）は述べていたそうです。[2]一方、日本の津々浦々で企業や民間ぐるみの家族計画運動が精力的に行われたおかげで、一九六〇年代からは徐々に避妊が広まっていき、中絶数も減少の一途をたどるようになります。

なお、政府統計を分析してみた結果、戦後しばらくは自然死産の届け出数が相当に多かったことが明らかになりました（1－1）。一九六三年に元助産婦の西岡瑗子が中絶の現場で行われている悲惨な事実を告発した『これをあなたは見てないのだ――苦悩する或る助産婦が打明けの手記』で描いているように、自然死産として届けられたもののなかに実際には人工死産も含まれていたのかもしれません。一九五三年六月の厚生事務次官通知で中絶可能期間は妊娠八カ月未満に限定されたのも、それ以降での中絶が現に行われていた証拠にほかなりません。

なお、医療水準の向上に伴い、低出生体重児の母胎外生育可能時期に合わせて、中絶可能期間は一九七六年一月からは第七月未満に、一九七九年からは満二四週未満に、さらに一九九一年一月には二二週未満へと段階的に短縮され、今に至っています。ただし、この満二二週という基準を示した厚生事務次官通知には、「極めて高度な医療施設において胎児が生育することができる限界に基づいたものであり、妊娠満二二週以降のすべての胎児が生育するという意味ではないことを広く周知させること」と付記されている事実はほとんど知られていません。

†現在も残る配偶者同意の問題

後述する通り、障がい者などを対象に強制的な不妊手術や中絶手術が行われる根拠となっていた日本の優生保護法は世界的に非難を浴び、一九九六年に母体保護法に改定されました。しかし、中絶に関する条文はそっくり残され、今も既婚女性が中絶する場合には配偶者の同意が必要だとされています。

日本産婦人科医会が発行している『指定医師必携』（一八頁）には、同意書の説明の冒頭に太字で「母体保護法による不妊手術または人工妊娠手術を実施するには、すべての場合に本人の同意と配偶者の同意を得なければならない」と記されています。

さらに、この「同意がなければ診療契約自体が無効となり、母体保護法の適用とならない」ため、「この2人の同意なしに人工妊娠中絶を行えば、堕胎罪により刑事処分を受けるおそれがあるだけでなく、夫権の侵害当を理由に民事上の損害賠償請求の原因となる事例が少なからず発生している」、「手術の前に必ず書面でとっておかなければならない」、「ただし、配偶者が知れないとき及びその意思を表示することができないときには、本人の同意のみで足りるが、その事情の詳細を必ずカルテ等に記載しておく」などと説明しています。

さらに平成八年の事務次官通知の裏付けを示したうえで、再び太字で、次のように書いてあります。

母体保護法に規定する「配偶者」とは
（1）民法上に記す届け出によって成立した婚姻関係にある者
（2）届け出はしていないが事実上婚姻関係と同様な事情にある者

（2）はいわゆる「事実婚」が対象だと考えられていますが、実際には子の父親にあたる男性との訴訟やトラブルを恐れてなのか、自院のルールとして未婚でも「パートナーの同意書」を求めている例が後を絶ちません。女性が中絶を望んでも配偶者の同意が得られず、複数の医療機関をたらい回しにされたり、望まぬ出産に追い込まれたりするケースが相次いでいます。

二〇二〇年六月、愛知県の公衆トイレで孤立出産した子を放置して死亡させたとして、二一歳の元看護学生が保護責任者遺棄致死と死体遺棄の罪に問われ、二〇二一年五月三一日に地方裁判所で懲役三年、執行猶予五年（求刑懲役五年）の判決が言い渡されました。

この女性は、妊娠に気づき父親とわかっていた小中学校の同級生に伝え合意の上で中絶手術を受けることになっていましたが、病院から求められた同意書に同級生からサインをもらえず手術をキャンセル。その後、同級生とは連絡が取れなくなりました。翌月、五、六カ所の病院に電話やメールで相談しましたが、いずれも「同意書が必要だ」と言われて中絶を断念せざるをえなくなったといわれています。[3]

それどころか、性暴力による妊娠の場合でさえ、加害男性の同意書を求める例があるために、「犯罪被害者支援弁護士フォーラム」の弁護士たちは、二〇二〇年六月二六日、日本医師会に対して、性的暴行被害を受けて妊娠した女性が中絶を希望した際に医療機関から「加害者の同意」を求められるケースがあることを強く問題視する意見書を出しました。

その際に、一九九六（平成八）年九月二五日付の厚生事務次官通知「母体保護法の施行について」[4]（厚生省発児第一二二号）において、「母体保護法第一四条第一項第二号の「暴行若しくは脅迫」とは、必ずしも有形的な暴力行為による場合だけをいうものではないこと」としたのに続いて、「ただし、この認定は相当厳格に行う必要があり、いやしくもいわゆる和姦によって妊娠した者が、この規定に便乗して人工妊娠中絶を行うことがないよう十分指導されたいこと」と述べていることが問題として取り上げられ、新聞等でも報道されました。

その結果、この太字部分は二〇二〇（令和二）年一〇月二〇日の厚生労働事務次官通知で「ただし、本号に該当しない者が、この規定により安易に人工妊娠中絶を行うことがないよう留意されたいこと」に改められました。[5]

その後も、公益社団法人日本医師会母子保健担当理事から厚生労働省子ども家庭局母子保健課長に対して二度の疑義照会が行われました。二〇二〇年八月には「強制性交の加害者の同意を求める趣旨ではないと解してよいか」、二〇二一年三月には「妊婦が夫のＤＶ被害を受けているなど、婚姻関係が実質破綻しており、人工妊娠中絶について配偶者の同意を得ることが困難な場合は、同項の規定する本人の同意だけで足りるか」と医師会側から疑義照会を行ったところ、厚労省はともに「貴見のとおりである」と同意しています。

さらに二〇二一年六月三日の参議院厚生労働委員会の福島みずほ議員（社民）の「リプロダクティブヘルス・アンド・ライツの観点から、母体保護法の配偶者の同意要件は、未婚の場合には適用がないということでよろしいですね」との質問に対しても、政府参考人の渡辺由美子（厚生労働省子ども家庭局長）は、「母体保護法上の配偶者の定義につきましては、届出をしていないが、事実上婚姻関係と同様な事情にある者を含むとなっております……事実婚状態にもないということであれば、この配偶者には当たらないということになります」と回答しています。

一方、読売新聞が二〇二一年一一月に岡山県医師会の協力で実施した調査では、中絶に配偶者の同意を必要とする母体保護法の要件を撤廃すべきと考える産婦人科医の割合が、七割近くに上ることが明らかにされました。[6]

母体保護法では、人工妊娠中絶には原則、配偶者の同意が必要と定めているため、要件を満たさない中絶で医師が業務上堕胎罪に問われることもありえます。自由記述では、「配偶者欄に署名がない手術を行いたくないのが本音。早急に法改正してほしい」「法的に医師の立場が弱い」といった声があげられており、実態にそぐわない法に医師たちも困惑していることがうかがわれます。

†水子供養の作った罪悪視と偏見

加藤シヅエの先のエピソードにもあったとおり、日本はかつて諸外国から「中絶天国（堕胎天国）」と呼ばれていました。一九四八年の優生保護法（九六年改定で母体保護法）制定とその改正を経て、他国に先駆けて事実上中絶を自由に行える国になったからです。

戦後日本の中絶件数は急速に増え、一九五五年をピークに一九六〇年代初めまで毎年一〇〇万件を超える時代が続きました。避妊政策の遅れを補うために、事実上、中絶が避妊代わりに使われてきた歴史があるのです。

一九七〇年代になるまで、欧米のほとんどの国で中絶は原則的に禁止されており、日本は唯一の例外として非難を浴びたのです。佐藤栄作首相（当時）が「人工妊娠中絶が行き過ぎ」と規制強化の姿勢を示したのは一九六七年でした。[7] ちょうどその頃、欧米各国は女性解放運動（ウーマンリブ）が盛んになり、中絶合法化の方向へ政策が転換していきますが、日本政府は正反対の方向へ政策を転換していったのです。

一九七〇年、アメリカのニューヨーク州が中絶を女性の権利として認める法律を導入した年、日本では「実質的な中絶の自由」に対する逆風が強まります。保守派の自民党議員から優生保護法の経済条項削除を求める動きが起こり、[8] 新聞では中絶を「胎児を抹殺する行為」「母性の喪失」などと訴えるキャンペーンがはられました。[9]

折しも一九七〇年代の日本ではオカルトブームが巻き起こり、中絶や流産した胎児を指す「水子」という言葉はマスメディアで喧伝されるようになりました。週刊誌にも、家庭内のトラブルをすべて「水子のたたり」として供養を促すような記事が溢れましたが、大半は水子供養寺院とのタイアップ記事だったと言われています。

鈴木由利子によれば、「水子地蔵」が大量生産され始めたのは一九七二年です。[10] ハーデカーも、水子供養は「明らかに現代的な現象」であり、一九七〇年代半ばから始まった商業主義的な水子供養キャンペーンのなかで水子供養という観念が形成され、喧伝されたことで定着したと見ており、浄土真宗の見方を紹介しています。

浄土真宗では、水子供養は人為的に作られた新しい儀礼だと強調し、その証拠として「商業化された水子供養の形式は紫雲山地蔵寺を創始した僧侶で右翼活動家であった橋本徹馬によって、一九七〇年代に発明された」としています。さらに「水子供養は、中絶を経験した人々の不安や後悔を食い物にする狡猾な搾取であって……女性に中絶の罪や責任をすべて押し付ける不公平なものでもある。水子供養は通俗的で商品化された寄生の一形態であり……その実践者は道徳的に腐敗しており、その理由は彼らが中絶の周囲にある混乱した感情につけ込んで、中絶は悪いことだと感じている女性たちの不安から利益を絞り取りながら、彼ら自身は、決して女性たちを不安から救おうとはしないためだ」と激しく批判しています[11]。

水子供養は「人為的に作られた儀礼」なのです。水子供養は檀家離れが生じた寺院にとって重要な収入源となり、オカルトブームにのって雑誌や書籍、テレビなどのメディアも水子供養ブームをあおりました。

現在、日本各地の寺社で行われている水子供養の多くがこの頃に始められたものです。水子供養専用の紫雲山地蔵寺が開山されたのは一九七一年九月。初代住職には右翼の橋本徹馬氏が就任、落慶式には佐藤栄作総理をはじめとする政治家が参列しました。水子供養は人々に宗教的な慰めを与える単なる儀式ではなく、合法的な中絶の制限に向かおうとする保守派の政治家にとって重要なアピールの場でもあったことがうかがわれます。

こうした政治家やマスコミの言説に乗って「水子供養」はにわかに広まっていきました。しかも、この時代の水子供養の文脈では、母の罪と「水子のたたり」がことさら強調されました。

このように日本における中絶への罪悪視は、宗教的な倫理観に起源をもつ欧米諸国とは異なり、社会的な諸事情によって構築されたと考えられます。まず、戦後に膨大な数の中絶が行われたという事実があり、人道的に問題のあるケースも少なからず含まれていたと推測されます。

さらに、後述する通り、搔爬《そうは》法と呼ばれる外科手術で「赤ちゃんが搔き出される」といった残虐な、必ずしも実態に即さないイメージが水子供養ブームで流布されました。母親が子どもを遺棄したり殺害したりする事件と中絶や水子供養に関するニュースが一緒に報道されることで、田間泰子のいう「母性喪失を組み込んだ中絶と子捨て・子殺しとのカテゴリー統合」が達成され、「中絶は女性の罪」という物語が作り上げられたのです。[12]

水子供養の物語の文脈において、メディアは女性と胎児を切り離して対立的に描き、もっぱら「被害者としての胎児」に注目を集めました。その裏に存在していた苦悩する女性たちは「加害者」として糾弾され、女性たちは罪の意識から沈黙しました。結果的に、中絶に対するタブー視が強まり、女性の苦悩は置き去りにされてきたといえます。

†日本におけるバックラッシュ

日本では一九九九年に男女共同参画社会基本法が制立、二〇〇〇年に初めて男女共同参画基本計画が作られ、以来、五年ごとに計画を更新しています。ところが、二〇〇五年の第二次基本計画の際には、安倍晋三が座長、山谷えり子が事務局長を務める自民党内プロジェクトチームの議員による激しいバックラッシュが起こりました。これについて山谷えり子は、二〇〇五年七月の参議院予算委員会で、「過激な性教育・ジェンダーフリー教育実態調査プロジェクトチームというのをつくりました」と報告しています。[13]

日本婦人団体連合会編の『女性白書２００６』には、二〇〇五年一二月に閣議決定され

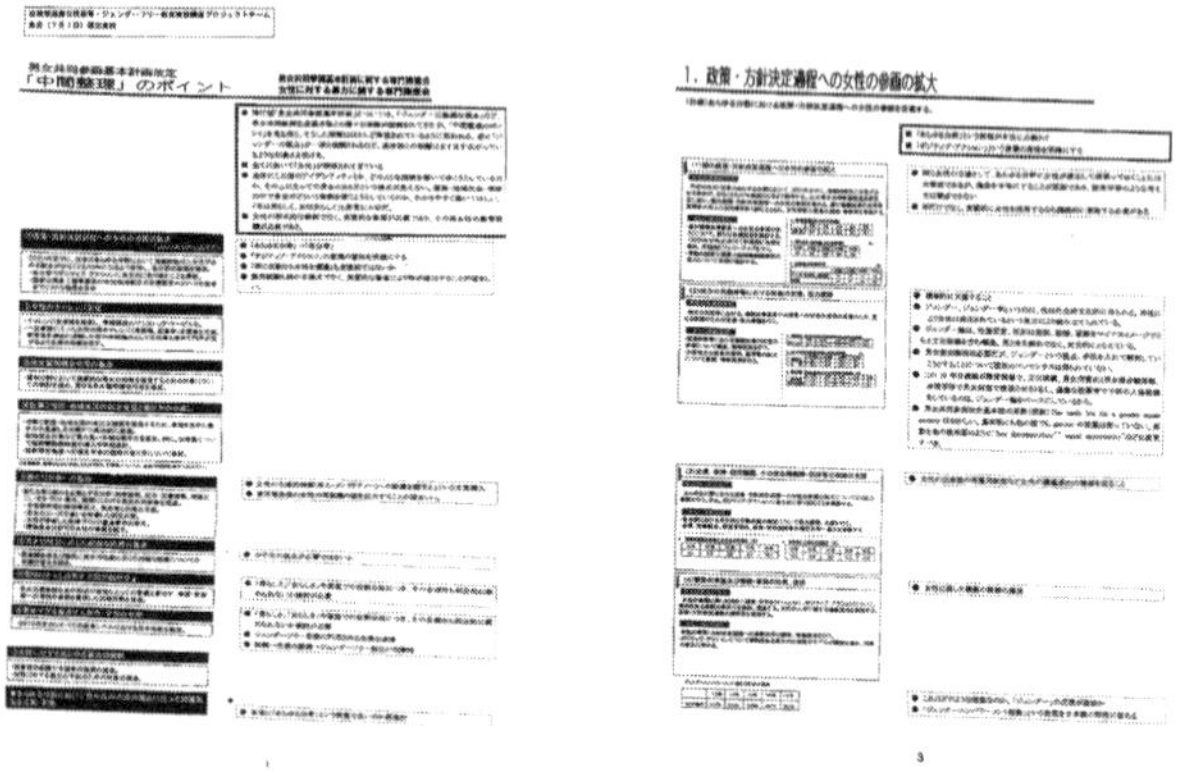
男女共同参画基本計画改定「中間整理」のポイント

1. 政策・方針決定過程への女性の参画の拡大

1－2　第12回男女共同参画基本計画に関する専門調査会議事録　平成17年7月11日（月）配布資料　過激な性教育・ジェンダーフリー教育実態調査プロジェクトチーム会合（7月7日）提出資料（https://www.gender.go.jp/kaigi/senmon/keikaku/sidai/ke12-s.htm より）

た「男女共同参画基本計画（第二次）」が、計画の大幅な後退を目的としたバックラッシュ派の活発な動きに大打撃を受けたことが以下のように説明されています。

二〇〇一年の終わりごろから激化したバックラッシュ派からのジェンダーフリー教育や性教育に対する攻撃は、男女共同参画社会基本法の改悪や廃止を主要なターゲットの一つにしていました。それに加えて、二〇〇五年度には、基本計画からリプロダクティブ・ライツやジェンダー概念を削除するなどの内容の後退も活動の目標としました。

自由民主党は、二〇〇五年四月に安倍晋三氏を座長、山谷えり子氏を事務局長とする「過激な性教育・ジェンダーフリー教育実態調査プロジェクト」を立ち上げました。……さらに同プロジェクトは、男女共同参画会議で進めていた男女共同参画基本計画の見直しに際しても、リプロダクティブ・ライツやジェンダー概念を削除しようとしました。


この白書では、第一次基本計画では「8．生涯を通じた女性の健康支援」の施策の基本的方向の最初の項目だった「リプロダクティブ・ヘルス／ライツに関する意識の浸透」がなくなったことを指摘しています。なお、RHR（Reproductive Health and Rights）は、本来、「リプロダクティブ・ヘルス&ライツ」と表記すべきです。／は「または」の意味をもつので、ヘルスとライツのどちらか一つで足りるように読めてしまうためです。

二〇〇〇年の男女共同参画基本計画には、最初の項目として「（1）リプロダクティブ・ヘルス／ライツに関する意識の浸透」が見出しを飾り、他にも七カ所に次のような記述がありました。（　）内は該当項目のテーマです。

1（意識の浸透）
リプロダクティブ・ヘルス／ライツに関する意識を広く社会に浸透させ、女性の生涯を通じた健康を支援するための取組の重要性についての認識を高める……
2（気運の醸成）
……母子保健医療に携わる医師、保健婦、助産婦、看護婦等に対するリプロダクティブ・ヘルス／ライツに関する研修等の充実を図る。
3（気運の醸成）
なお、飲酒、摂食障がい及び薬物乱用などについては、リプロダクティブ・ヘルス／ライツの観点から、健康被害に関する国民への正確な情報提供に努める。
4（性に関する学習機会）
リプロダクティブ・ヘルス／ライツなどの性に関する学習内容を取り上げるよう努める。
5（生涯にわたる健康）
リプロダクティブ・ヘルス／ライツの視点等を重視しつつ、女性がその健康状態に応

じて的確に自己管理を行うことができるようにするための健康教育、相談体制を確立

6（女性の健康保持事業）

リプロダクティブ・ヘルス／ライツ等の視点から、各種施策の実施状況及び社会情勢の変化等に応じて施策の充実のための総合的な検討を行う。

7（健康教育）

地域においても、リプロダクティブ・ヘルス／ライツの視点に立った健康に関する情報提供を行う。

ところが二〇〇五年の男女共同参画基本計画（第二次）では、冒頭の「（1）リプロダクティブ・ヘルス／ライツに関する意識の浸透」の段落が削られました。

このときの第二次基本計画に対する介入について、安倍晋三は二〇一〇年の高橋史朗との対談で、次のように述べています。

ジェンダーフリーの特徴は、過激な性教育です。ここにもやはり、「個人の家族からの解放」と言う目的が隠されている。というのも、男女の関係は性でしか結ばれな

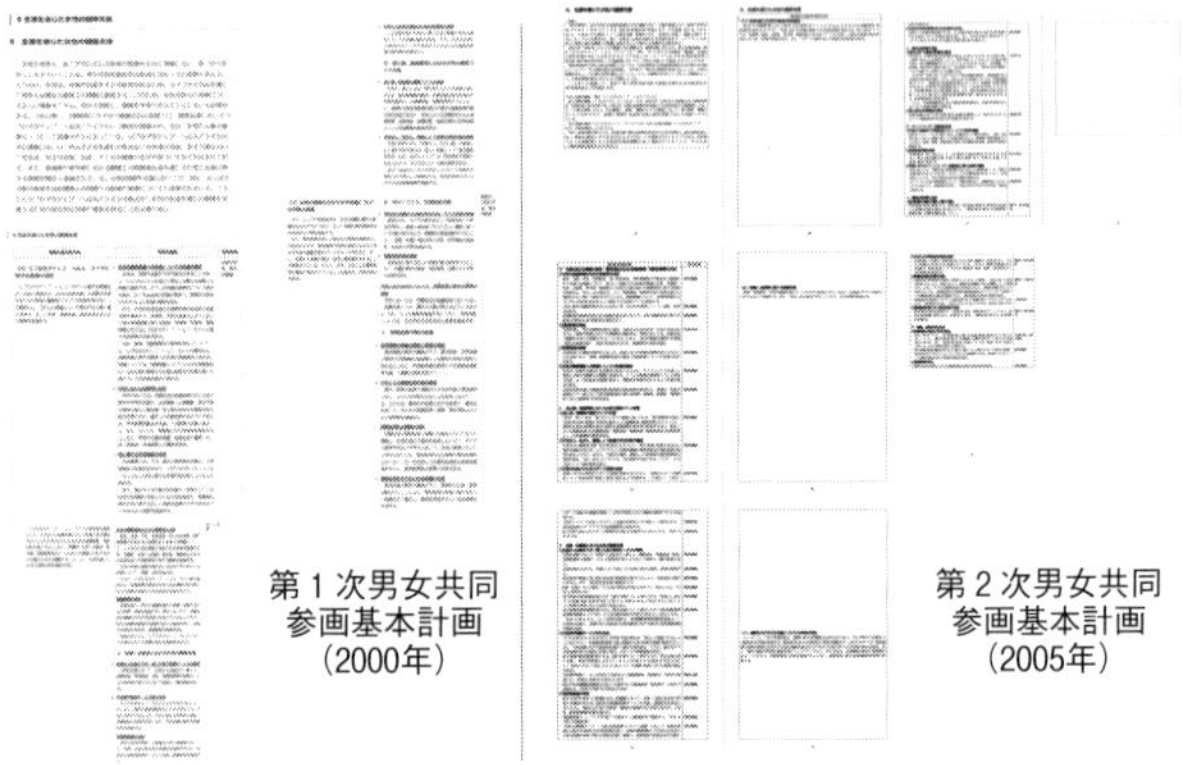

1－3　2000年男女共同参画基本計画と2005年の男女共同参画基本計画（第2次）の「8．生涯を通じた女性の健康」の比較。二〇〇五年の頁はところどころまばらに白紙になっており、削除の爪痕が生々しい（https://www.gender.go.jp/about_danjo/basic_plans/1st/2-8h.html と https://www.gender.go.jp/about_danjo/basic_plans/2nd/pdf/2-08.pdf より）

いと言うわけです。家族の絆、夫婦の絆などは一切認めない。私は、ジェンダーフリー教育のもとになっている、男女共同参画基本計画については、約百七十カ所を修正し、正常化に努めました。[14]

これ以降、日本の性教育は委縮してしまったと言われています。第二次基本計画の中で、「リプロダクティブ・ヘルス／ライツ」への言及は次の説明だけになり、それにまつわる中絶についても否定的な政府の姿勢が書き込まれました。

＊性と生殖の健康・権利（リプロダクティブ・ヘルス／ライツ）

性と生殖の健康（リプロダクティブ・ヘルス）とは、平成6年（1994年）の国際人口／開発会議の「行動計画」及び1995年の第4回世界女性会議の「北京宣言及び行動綱領」において、「人間の生殖システム、その機能と（活動）過程のすべての側面において、単に疾病、障がいがないというばかりでなく、身体的、精神的、社会的に完全に良好な状態にあることを指す」とされている。

性と生殖の権利（リプロダクティブ・ライツ）とは、「性と生殖の健康（リプロダクティブ・ヘルス）を得る権利」とされている。

なお、妊娠中絶に関しては、「妊娠中絶に関わる施策の決定またはその変更は、国の法的手順に従い、国または地方レベルのみ行うことができる」ことが明記されているところであり、我が国では、人工妊娠中絶については刑法及び母体保護法において規定されていることから、それらに反し中絶の自由を認めるものではない。

中絶に関する政府のこの否定的な姿勢は、以降の女性差別撤廃委員会に対する応答の中でもくり返し示されています。なお、民主党政権下で策定された第三次男女共同参画基本計画では、「ジェンダー」は再び使われるようになりましたが、「リプロ」は「リプロダクティブ・ヘルス／ライツ（性と生殖に関する健康と権利）の視点が殊に重要である」の一文が残されているのみで、以後、意味のある形ではほとんど用いられなくなっています。

このように日本では、当初は女性の権利など微塵もなかった明治時代の刑法に定められた「堕胎の罪」を基調に、国家の人口政策のために産児調節も堕胎も抑圧されていました。戦後は優生保護法によって莫大な数の中絶が「ほぼ自由に」行われるようになった末に、「中絶天国」と海外から非難を浴びるようになり、その頃に登場した「水子供養」の言説が中絶の罪悪視と中絶は女性の罪だとする観念を広めました。以後、男女共同参画推進の機運がいったんは高まったものの、自民党の激しいバックラッシュによってリプロダクティブ・ヘルス＆ライツについては大幅後退を余儀なくされてしまったのです。

補論1　刑法堕胎罪と母体保護法

日本では刑法堕胎罪によって基本的に中絶を犯罪としながら、母体保護法（一九九六年に一九四八年の優生保護法を改定）によって一部の中絶が非犯罪化されています。中絶の非犯罪化そのものは人権推進のために重要ですが、そのことによって、女性、少女、その他の妊娠中の人々に中絶を強制あるいは強要されるようなことがあってはなりません。

中絶の強制や強要は非同意的な介入であり、深刻な暴力にあたります。現在、日本の中絶を規制している法制度としては、刑法堕胎罪による全般的な中絶禁止と、例外として合法的中絶を可能としている母体保護法があります。

日本では、一八八八年にフランス刑法を元に策定された旧刑法に「堕胎罪」が初めて明記されました。一九〇七年にドイツ刑法を元にして改定された現行刑法でも「堕胎の罪」が踏襲されました。以下の通り、刑法の第二一二条から第二一六条によって今も中絶は「堕胎の罪」として禁止されているのです。

第二十九章　堕胎の罪

（堕胎）

第二百十二条　妊娠中の女子が薬物を用い、又はその他の方法により、堕胎したときは、一年以下の懲役に処する。

（同意堕胎及び同致死傷）

第二百十三条　女子の嘱託を受け、又はその承諾を得て堕胎させた者は、二年以下の懲役に処する。よって女子を死傷させた者は、三月以上五年以下の懲役に処する。

（業務上堕胎及び同致死傷）

第二百十四条　医師、助産師、薬剤師又は医薬品販売業者が女子の嘱託を受け、又はその承諾を得て堕胎させたときは、三月以上五年以下の懲役に処する。よって女子を死傷させたときは、六月以上七年以下の懲役に処する。

（不同意堕胎）

第二百十五条　女子の嘱託を受けないで、又はその承諾を得ないで堕胎させた者は、六月以上七年以下の懲役に処する。

2　前項の罪の未遂は、罰する。
（不同意堕胎致死傷）
第二百十六条　前条の罪を犯し、よって女子を死傷させた者は、傷害の罪と比較して、重い刑により処断する。

刑法第二一二条では妊娠している本人が薬物等を用いて自分で中絶を行うことが禁じられています（自己堕胎罪と言います）。なお二一二条に定められた「薬物」とは、現代の中絶薬とはまったく別物であることは言うまでもありません。二一三条は、妊娠している人から依頼を受けて堕胎を行うことを犯罪にしています。二一四条は、前記のうち医療に関する有資格者を特に重い罪としており、二一五条は当人の同意のない堕胎について、また二一六条は同罪のうち当人を死傷させた者について、より重い罪で罰することを目的としています。

これらはすべて二〇二二年のWHO『中絶ケア・ガイドライン』の〝中絶規制〟で示される推奨事項1（法と政策）の「非犯罪化」の原則に反することになります。二一二条は2（法と政策）に示される推奨事項2b「本人の要求しだいの中絶」にも反しています

（XXVページ参照）。同様に、母体保護法についても確認してみましょう。

母体保護法（一九九六）の前身は優生保護法（一九四八）であり、刑法堕胎罪を前提に戦前の国民優生法（一九四〇）を改正する形で一部の中絶について合法化した法律でした。国民優生法はナチス・ドイツの優生主義的な「断種法」（一九三三）を手本とした法で、優生学に基づく優生政策の観点から「不良」な子孫の出生を防止する目的を持っていました。

優生保護法は、国民優生法をさらに徹底させて、人口の「逆淘汰」を防ぐために、遺伝性の障がい者などに強制的な中絶手術や断種手術を実施するという優生思想にもとづく差別的な内容をもつと共に、母性の生命健康を保護するという目的も当時はあわせもっていました。この優生思想にもとづく部分について、二〇世紀の終わりに人権侵害であると批判が集中し、政府は優生思想にもとづく条文のみ削除しました。しかしこのとき、中絶に関する条項はそのまま残されてしまったのです。

一九九四年にエジプトのカイロで開かれた国際人口開発会議と、一九九五年に中国の北京で開かれた世界女性会議でリプロダクティブ・ヘルス&ライツが提唱されたあとに改正された法律でありながら、母体保護法は、国が中絶をできる要件を定め、中絶に配偶者の同意を求め、掻爬を前提に指定医師に中絶業務を独占させているなど女性の人権に反する内容が盛り込まれたままです。そのように人権に反する規定があるために、国連女性差別撤廃委員会から日本政府はくり返し堕胎罪と母体保護法の「見直し」を求められています。

現行の母体保護法の第一四条は次のように「医師の認定による人工妊娠中絶」を定めています。

第三章　母性保護

母体保護法

（医師の認定による人工妊娠中絶）

第十四条　都道府県の区域を単位として設立された公益社団法人たる医師会の指定する医師（以下「指定医師」という。）は、次の各号の一に該当する者に対して、本人及び配偶者の同意を得て、人工妊娠中絶を行うことができる。

一　妊娠の継続又は分娩が身体的又は経済的理由により母体の健康を著しく害するおそれのあるもの

二　暴行若しくは脅迫によつて又は抵抗若しくは拒絶することができない間に姦淫《かんいん》さ

れて妊娠したもの

2　前項の同意は、配偶者が知れないとき若しくはその意思を表示することができないとき又は妊娠後に配偶者がなくなつたときには本人の同意だけで足りる。

母体保護法は、「妊娠の継続又は分娩が身体的又は経済的理由により母体の健康を著しく害するおそれのあるもの」と、「暴行若しくは脅迫によつて又は抵抗若しくは拒絶することができない間に姦淫されて妊娠したもの」のふたつの要件に当てはまる場合に合法的中絶の事由を限定しています。つまり、WHO『中絶ケア・ガイドライン』（八五頁参照）にある推奨事項2a「事由により中絶を制限する法律」にあたるため廃止の対象になります。さらに、配偶者の同意を要件として医師に中絶実施の判断をゆだねているのは、推奨事項7「本人以外の承認を不要とすること」に抵触し、推奨事項2b「本人の要求しだいの中絶」を行えなくしています。さらに、指定医師制度も推奨事項21「提供者の制限」にあたるため、なくしていく必要があります。

これまでは本人と配偶者の同意を得て、母体保護法指定医師が合法的中絶を行うことができるとされてきました。九九・九パーセント近くの人工妊娠中絶が「身体的又は経済的理由により母体の健康を著しく害するおそれのあるもの」という事由で行われ、一般に「経済条項」と呼ばれてきました。しかしこれは、単に「経済的に苦しい」と言えば認められるわけではありません。

一九九六年九月二五日の厚生事務次官通知によればその認定基準は、「現に生活保護法の適用を受けている者（生活扶助を受けている場合はもちろん、医療扶助だけを受けている場合を含む。以下同じ。）が妊娠した場合又は現に生活保護の適用は受けていないが、妊娠または分娩によって生活が著しく困窮し、生活保護の適用を受けるに至るような場合」とされていて、実際には大半の中絶がこの条件には当てはまっていないと考えられます。なお、指定医師が「経済条項」に該当するかどうかを判断しなければならないことについては、国会でも医師の側からもその妥当性に疑念が示されてきました。

また、配偶者には事実上の配偶者（事実婚の場合）も含まれますが、未婚の場合には第三者の同意が不要であるのに、婚姻（事実婚も含む）関係をもったとたんに配偶者の同意が必要となり、しかもその配偶者は胎児の生物学上の父ではなくても構わないというのは不合理な考え方ではないでしょうか。

さらに、本人が未成年の場合に親権者の同意が必要かどうかについては、法律には定めがなく、『指定医師必携』でも不必要だとしていますが、現実には未成年には親の同意を求める医療施設が少なくないようです。

この配偶者同意要件については、近年、中絶を受けようとしてパートナーの同意書を求められた未婚の女性が中絶できなくなり、孤立して、公衆トイレなどで一人で産み落とした末に殺人罪や遺棄罪に問われるケースがいくつも判明し、社会問題になっています。

刑法堕胎罪も母体保護法も全面に見直し、早急にリプロダクティブ・ヘルス&ライツを保障する法に置き換えていく必要があります。

一〇〇年以上も前の家父長制時代の刑法堕胎罪と、七〇年以上も前の戦後の混乱時に作られた優生保護法における中絶違法阻却要件に今も日本の女性たちは縛られています。二一世紀の今、世界では女性と少女のリプロダクティブ・ヘルス&ライツを保障することが求められています。日本でも女性と少女の権利に基づき、その尊厳を守る形で合法的で安全な中絶を提供していく必要があります。

第二章

日本の中絶医療

†中絶医療の遅れと堕胎罪

中絶問題を研究しようと大学院に入った翌年、二〇〇四年に薬剤師の方々が開いた「くすり勉強会」で、産婦人科医師から日本の中絶が今も掻爬《そうは》法／術と呼ばれる外科手術で行われていると聞いて、私は仰天しました。

一九七〇年代に「吸引法（VA）」に置き換わったというのが、英語で書いてある中絶の歴史では常識になっていたからです。二一世紀に入った今や、世界の多くの国々で経口の中絶薬（ミフェプリストンRU486とミソプロストール）が使われており、「ほぼすべての先進諸国で、安全でない中絶を撤廃することに成功した」といわれているのです。

ところが、残念ながら日本では今も掻爬が主流で、二〇二一年一二月に初めて中絶薬の承認申請が出された段階です（二〇二二年五月の執筆時点では未承認）。しかも日本の「掻爬」は海外で認識されている「D&C（子宮頸管《けいかん》拡張掻爬術）」とは違って、掻爬の前に鉗子を用いる「子宮内容除去術」という独自の方法を用いていることも分かってきました。

そこで、以後、区別するために日本の文脈では「掻爬」とは「子宮内容除去術」を意味することにします。

WHO（世界保健機関）は二〇〇三年のガイドライン『安全な中絶』で「安全な中絶は中絶薬と吸引法」と位置づけ、これら安全な方法を使えない場合に限ってD&Cを「代替的手段」にすることを許容してきました。

ところが、二〇一二年のガイドライン『安全な中絶　第2版』では「D&Cは廃れた方法であり、今も使われているなら中絶薬や吸引など安全な方法に置き換えるべき」と指導するように変わり、二〇二二年の『中絶ケア・ガイドライン』ではついに「D&Cは使用しないこと」を推奨するようになりました。

一方、ミフェプリストンとミソプロストールのコンビ薬は、二〇一五年にWHOの必須医薬品補完リストに入り、二〇一九年にはWHO必須医薬品の「中核《コア》リスト」に入りました。必須中の必須の薬であって、「専門的な診断や経過観察施設および／または特別なケアおよび／または訓練を必要としない」効果も安全性も高い医薬品だと認められたのです。助産師や保健師はもちろん、より専門性の低い訓練を受けた地域のヘルスワーカーが処方する国もあります。

コロナ禍で医療が逼迫した二〇二〇年三月に国際産婦人科連合（FIGO）は中絶薬をオンラインで処方することを提唱し、英、仏など各国で中絶薬のオンライン処方が認められます。二〇二一年三月には、一年間のデータの蓄積により安全性が確認されたとして、FIGOは中絶薬のオンライン処方を恒久化することを宣言しました。薬による中絶を女性に不可欠（エッセンシャル）な医療と位置づけ、アクセスを大幅に改善した形です。

二〇二二年の『中絶ケア・ガイドライン』では、妊娠初期（一二週まで）の中絶薬の管理は本人をはじめ、補助看護師レベル以上のあらゆる医療従事者が行えるとしています。世界では安全で妊娠のごく早期に行える中絶が確立し、普及していくにつれ、「中絶」に対する見方そのものも大きく変わってきたのです。

†日本の掻爬は第一次中絶革命止まり？

日本の中絶の過半数で今も用いられている掻爬術（キュレッテージ）は、基本的に第一次中絶革命時の技術を継承したものです。産婦人科医で戦後に社会党の国会議員にもなった太田典礼は、一九六七年の『堕胎禁止と優生保護法』で掻爬が日本で最初に紹介されたのは一九〇六年の日本婦人科学会雑誌一巻に載ったドイツの論文の抄訳だとしています。

そこで同雑誌の一巻を確認したところ、紹介されていたのは子宮内感染や胎盤の「ポリープ」を迅速に除去する時に使う道具としての「キュレー（掻爬に用いるキュレットの異名)」でした。

掻爬とは正確には「子宮頸管拡張法」と「子宮内膜掻爬法」を組み合わせた手法で、英語ではDilatation & Curettage(「拡張と掻爬」の意味)で、「D&C」の略語がよく用いられます。この小手術では、先に水分を吸うと膨張する頸管拡張材等を用いて固く閉じている子宮頸管(子宮と膣を結んでいる管)を押し広げる前処置をしておきます。ヘガールと呼ばれる太さが様々な金属製の棒を細いものから順次挿し込んで押し広げる方法が使われることもあります。

海外のD&Cでは、その後、子宮内に金属製の柄の長いさじのような器具(キュレット)(2-1)を挿し込んで子宮内膜を三六〇度掻き取ることで妊娠産物を取り除きますが、日本では先に鉗子を使って子宮内容物をつまみ出すのが一般的です。処置自体は一〇~一五分程度で終わりますが、週数によっては前処置が必要になり、手術当日も全身麻酔が醒めるまで数時間を要することもあります。日帰り手術が多いですが、前日から入院する場合もあります。

掻爬では妊娠産物が小さすぎると「取り残す」ことがあるといわれ、医師によっては胎児がある程度の大きさになるまで何週間か手術を先送りすることがあります。中絶の先送

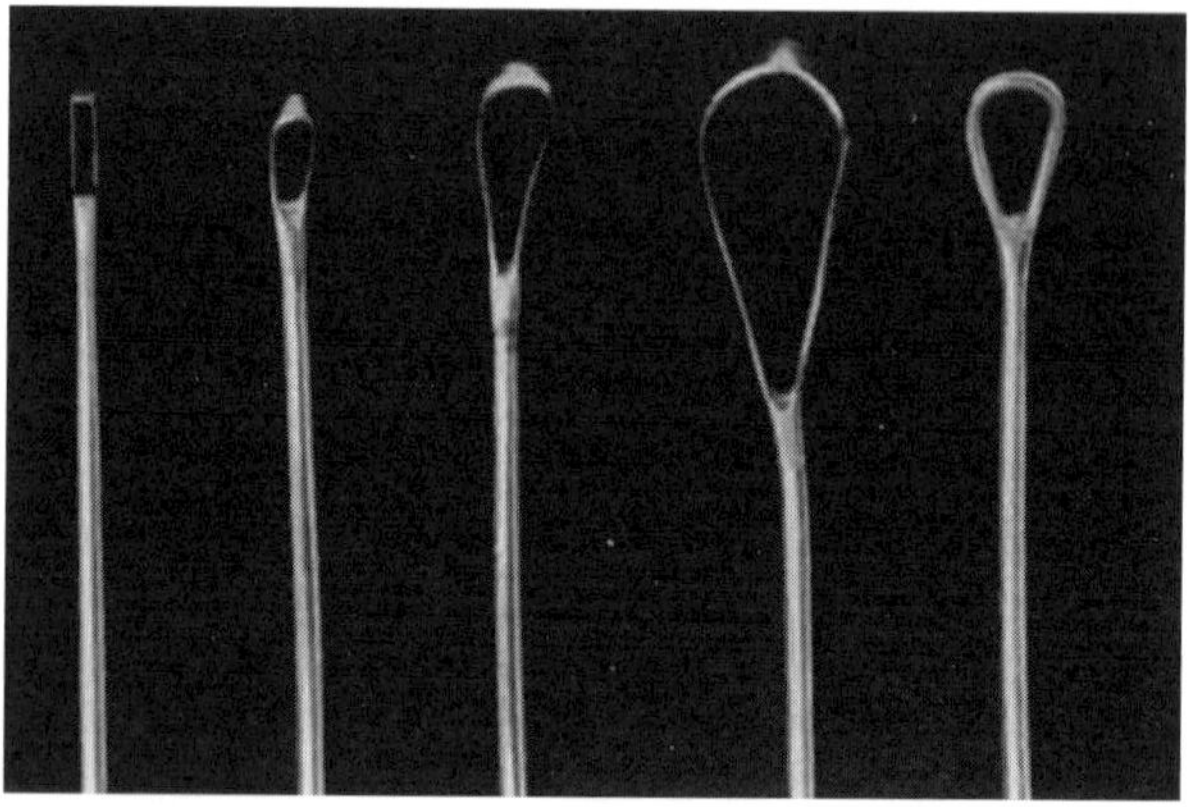

2－1　キュレット（The Global Library of Women's Medicine's Welfare of Women Global Health Programme のウェブサイトより）

りは、中絶を受けることを決めている女性にとって身体的にも心理的にも非常に酷なことになりえます。

妊娠週数が進めば妊娠産物がより大きくなって、より医学的なリスクが高まるだけではなく、当初の胚から徐々に胎児らしさを増していくと考えてしまうため心理的な負担も増します。考えても自分がつらくなるばかりなのに、何週目だからこれくらいの大きさになっているはず……などと、ついつい考えてしまうという女性たちが現にいます。

現在、日本の中絶では九四〜九五パーセントが妊娠一二週未満の初期中絶です。二〇二〇年に埼玉医科大学の医師らが行った調査[1]によれば、初期中絶の方法は掻爬単独が全体の二三・五パーセント、掻爬と吸引の併用が四〇・三パーセント（電動吸引と掻爬が三七・三パーセント、手動吸引と掻爬が三・〇パーセント）、吸引単独が三六・〇パーセント（電動二九・〇パーセント、手動七・〇パーセント）でした。併用と単独を合わせると、いまだに六割以上の中絶で掻爬が使われていることになります。

またこの調査では自然流産の後処置についても方法を調べており、掻爬単独が全体の二七・七パーセント、掻爬と吸引の併用が三六・一パーセント（電動吸引と掻爬が二八・九パーセント、手動吸引と掻爬が七・二パーセント）、吸引単独が三六・二パーセント（電動一三・〇パーセント、手動二三・二パーセント）でした。流産についてもやはり六割以上で掻爬が使われていました。

ただし、自然流産の場合は健康保険が下りるので、使い捨てでコストの高い手動吸引器がより多く使われているようです。手動吸引は身体にやさしいと言われていますが、日本に入ってきたのは二〇一五年でまだ一〇年も経っていません。

なお掻爬と吸引法の併用法はどちらを先にするかで二手に分かれ、医師の慣れと好みによって掻爬を先に行ってから吸引法で仕上げる方法と、吸引法を先に行ってから掻爬で仕上げる方法のいずれかが使われています。吸引でも鉗子を先に使っている例があるのかどうかは不明です。

各々の医師が医学部で教わった方法をそのまま踏襲していることが多く、私も関わった二〇一〇年の金沢大の調査（七七頁参照）ではほぼ半々に分かれていました。海外では吸引のみで処置している医師が多いのに、日本では掻爬と併用する人が多いのは吸引の訓練が行きとどいていないのではないかとも疑われます。

二〇一二年のWHOのガイドライン『安全な中絶 第2版』では、D&Cは旧式で安全性に劣る手法だとして、いまだにD&Cが使われているなら安全な中絶（中絶薬か吸引法）に切り替えるべきだと指導していました。

後述しますが、日本ではこのガイドラインが出てから九年も経った二〇二一年七月に、厚生労働省が日本産科婦人科学会と日本産婦人科医会に対し、会員に「吸引法」を周知するよう依頼状を出しました。しかし、一二月にRHRリテラシー研究所の主催で行った参議院議員会館内での集会で厚生労働省の担当者に質問したところ、掻爬から吸引に置き換えるように指導もしていなければ、実態確認の調査さえ行っていないことが分かっています。

日本の中絶は掻爬だけが問題なのではなく、麻酔方法も、中期中絶の方法もWHOの推奨方法とは違います。ぐずぐずしている間に、二〇二二年三月に発行されたWHOの『中絶ケア・ガイドライン』では、すべての外科的中絶に傍頸管ブロックという日本では導入されていない方法が推奨されています。世界標準の中絶医療を導入するために、最大限の努力をしていく必要があります。

†避妊しにくい日本

日本は避妊についても例外的な国です。避妊ピルの承認（一九九九）より五一年も前に中絶を合法化しており（一九四八）、中絶が合法化されてから七〇年以上経った今でも中絶薬は承認されていません。

一九五二年に審査制を廃止し指定医師一人の認定によって中絶が可能になった優生保護法によって、日本ではおびただしい数の「望まない妊娠」が避妊ではなく中絶で調整されてきました。最近は減少傾向にありますが、それでも二〇二〇年度の中絶総数は一四万一四三三件で、一日に換算すると平均三八〇人以上も中絶を受けていることになります。戦後以来、二〇二一年現在までの総中絶件数は、公式の統計だけで総計約四〇〇〇万件にも上ります。

一方、避妊ピル承認後も、日本人の使用率は非常に低いままです。国連の発表を元にNHKが二〇二一年の世界避妊データを期にまとめたデータによると、日本で避妊のために主に男性用コンドームを用いているのは七五パーセントで四人に三人、女性が使う経口避妊薬はわずか六パーセントにとどまっています。

欧米では低用量ピルが三一パーセント、男性用コンドームは二五パーセント、女性が子宮内に装着する避妊具が一四パーセントなどとなっており、日本では男性が行う避妊方法に偏っていると、NHKは報じています。[2]

データ元である国連の「方法別避妊の使用に関する2019年のデータブック」から複数の国々の主な避妊方法を抜きだして比較してみたところ、日本は他の国々に比べホルモン作用を用いた経口避妊ピル、避妊注射、インプラント、子宮内避妊具（IUD、IUS）など近代的避妊法の使用率がいたって低く、比較的避妊失敗率の高いコンドームのみに頼っており、総避妊率自体も途上国の平均より低いことが分かりました[3]（2-2）。

それればかりか、国連の「世界の避妊の利用　婚姻状況と年齢」の調査結果に示された日本の一九五〇年から二〇一五年までの既婚カップルの避妊率の経過をたどると、一九八〇年代頃をピークに減少傾向にあることが明らかです。

2－2　各国の主な避妊方法

	避妊率	ピル	IUD	コンドーム
世界	48.5	8.0	8.4	10.0
先進国平均	57.0	16.5	7.2	16.3
途上国平均	47.0	6.5	8.6	8.9
日本	46.5	2.9	0.4	34.9
フランス	63.5	33.7	14.1	8.0
カナダ	72.1	28.5	1.6	26.1
英国	71.7	26.1	7.6	8.1
米国	61.4	13.7	8.3	9.3
ベトナム	56.8	10.5	27.0	8.3
中国	69.6	2.4	26.2	23.2
韓国	60.1	1.7	47.0	5.3

バイエル薬品と東京大学の研究チームによる二〇一九年の発表によれば、日本の一五～四四歳の女性の予定外妊娠は年間推計六一万件にものぼり、その分娩や中絶にかかった費用は二五二〇億円、予定外妊娠する可能性のある女性が使った避妊費用は三七三億円だったといいます。

研究チームは、コンドームより失敗が少ない避妊ピルやIUDなどの使用が一〇パーセント増えると、避妊費用は一〇九億円増える一方で、予定外妊娠数は四万件、分娩・中絶費用も一八一億円少なくなると試算しています。[4]

しかし、日本の避妊ピルはそもそも海外に比べて高額で、すべて自己負担です。今以上に避妊費用がかさむのでは「より失敗が少ない」方法に切り替える人が増えるとは到底思えません。

海外では避妊に健康保険がきくことも多いのです。特にイギリスは国民保健サービス（ＮＨＳ）であらゆる避妊手段がカバーされているため、女性の負担は基本的にゼロです。フランスでは以前は一八歳未満の未成年のみ避妊ピルやＩＵＤ、避妊パッチを無料で入手できましたが、二〇二二年一月一日よりこの措置を二六歳未満まで拡大しました。アメリカでは何らかの健康保険に入っているか福祉の対象者であれば、避妊ピルを含めてすべての避妊方法が無料になります。ドイツでは二〇歳までの女性については健康保険で無料になり、福祉の対象者であれば無料でＩＵＤを使えます。

日本では避妊ピルも緊急避妊ピルも「薬価基準未収載医薬品」として医療保険の対象外であり、医師が自由に値段をつけ、患者[5]が全額を負担する「自由診療」です。先発品のノルレボは一錠一万〜一万五〇〇〇円もしていました。二〇一九年三月に後発品が出たとき、業界紙は「後発品は一万円を切る」と報じていましたが、今でも八〇〇〇円以上かかるクリニックが少なくありません。

このように、日本は避妊にアクセスしにくい国であり、つまり、予定外の妊娠をしやすい国だということにもなります。

†中絶が「産む」「産まない」の砦に

優生保護法の背景に産児制限運動があったことは先述の通りですが、産児制限に欠かせない手段である避妊に関する規定は最初の法案に盛り込まれながら、産婦人科医で保守派の参議院議員・谷口弥三郎が翌年提出し、成立した最終案では削られました。

ところが翌年の第一次改正で「受胎調節に関する適正な方法の普及指導をする」ことが明記され、戦前戦中の「産めよ殖やせよ」から一八〇度転換して、人口抑制が国策となりました。助産婦や保健婦は受胎調節実地指導員として、コンドームやオギノ式（リズム法）等による避妊を指導し、バックアップとしての中絶と合わせて望まない出産を防ぎ、産む時期をコントロールする方法が広く定着しました。しかし当時の避妊方法は比較的効果が低く、結果的に戦後日本の人口抑制は大量の中絶に依存することになったのです。

現在、日本国内で利用できる避妊方法は、男性用コンドーム、子宮内避妊具（IUD、IUS）、低用量経口避妊薬、リズム法（オギノ式など）、不妊手術（精管または卵管の結紮手術）くらいです。海外と比較するとあまりに選択肢が乏しく、費用負担が重く、アクセスも悪く、女性が自分の生活様式に合わせて選ぶことができません。そして、性教育で紹介されるのはほとんど男性用コンドームのみで、女性が主体的に行える手段はありません。

世界にはもっとバラエティに富む避妊方法があり、大きく次の三群に分けられます。最も成功率の高い第一群は子宮内避妊具やインプラントと不妊手術で、避妊失敗率は一〇〇人中一人未満です。次点の第二群は避妊ピルや膣リング、避妊パッチ、避妊注射など女性ホルモンを用いたもので、避妊失敗率は一〇〇人中六～九人程度です。第三群がコンドームやペッサリーなどのバリア法とリズム法、抜去法など古くからの方法で、避妊失敗率は一〇〇人中一二～二四人にも上ります。

第三群に分類されるコンドームを「避妊法」とは見なさず、もっぱら「性感染症予防具」と見なすことで、コンドームとより効果の高いピルなど他の避妊法と組み合わせた「二重《デュアル》プロテクション」によって、望まない妊娠と感染症の両方を予防することもしばしば奨励されています。

アメリカで経口避妊薬が開発され承認されたのは一九六〇年でしたが、全米の既婚女性がピルを使えるようになったのは一九六五年、全米の未婚女性に対して解禁されたのは一九七二年のことでした。

一方日本では、低用量経口避妊薬が認可されたのは一九九九年と、国連加盟国で最も遅い承認でした。性交後七二時間以内にのむ副作用の少ない緊急避妊専用薬がアメリカで認可されたのは一九八二年でしたが、日本で認可されたのは二〇一一年と最近です。

現在、この緊急避妊薬を医師の処方なしに薬局で購入できるようにするOTC（店頭販売）化が評価検討会議で議論されていますが、まだ成立には至っていません。二〇一九年よりオンライン診療での処方が認められましたが、薬局薬剤師の面前で服用することが条件です。性交後一二〇時間以内に服用すれば約九八パーセントの妊娠を防げる緊急避妊薬エラワンは、二〇〇九年にEUで導入され今や世界で主流ですが、日本では未承認です。

日本女性にとっては、長年、実質的に、中絶こそが「産む」「産まない」を選択する最後の頼みの綱となってきた実態があるのです。

†儲かる搔爬

日本は中絶についても医療保険がきかない自由診療で、料金は医師の言い値です。

世界で幅広い理由で中絶が受けられる八〇カ国について、健康保険の適用状況を調べた二〇一六年のグロスマンらの研究[6]によると、三四カ国が全額保険適用、二五カ国が一部保険適用であり、合わせて七四パーセントを占めていました。アメリカなどの一〇カ国は例外的なケースに保険が適用され、日本は基本的に保険がきかない一一カ国に分類されていました。先進国の多くで中絶にも保険がききます。中絶薬の世界の平均卸価格は七〇〇円台程度と比較的廉価であるのも、保険適用国が増えた理由の一つかもしれません。

日本同様に自己負担である唯一のOECD諸国オーストリアの中絶料金は四万円程度、高くても（おそらく中期中絶で）一二万円くらいのようで、日本よりはるかに安い水準です。明らかに日本の中絶料金はずば抜けて高額です。しかも、日本では今も掻爬が多用されています。

では、どうして日本の指定医師たちは今も掻爬を使いつづけているのでしょうか。あるクリニックは、自院で「掻爬法」を使用している理由を次のように説明しています。

中絶手術において、掻爬法がよいか、吸引法がよいかは、経験豊かな医師であれば手術による後遺症の発生に差は全く出ません。手術方法が二つある理由は出身大学で慣習的に決まります。

多くの大学病院で主として行われる手術法は掻爬法です。中絶手術自体、差がでるような難しい手術ではないので、手術方法による差を出すことは困難です。両方とも簡単な手術方法のため、その手術方法の違いで手術後に後遺症がでるとか、将来的に妊娠しにくくなるなどのようなトラブルの原因や差がでることはあり得ません。もし、トラブルが発生するとしたら、器具の消毒が不完全な場合に生じることが多いです。

そのうえで、「当院の方法」をこう示しています。

原則、搔爬法です。なぜならば、多くの医師がその方法に慣れており、また手術件数が多いため消毒滅菌に制限のある吸引方法は手術数の多いクリニックには向かないためです。

手術方法にて後遺症・副作用の差はなく、むしろ清潔さに依存します。搔爬法の器具はすべて手術のたびに洗浄・滅菌されますが、吸引法は一度長いチューブを通ってビンに回収されます。

その回収ビンとチューブとの接続部や器械に血液や組織の一部が残り付着する率が高いため（吸引器は毎回洗浄したり、滅菌しないので）不潔な状態がどうしても否定できません。

少しでも感染を起こす可能性のあることを避けるために吸引法は行っていません。

このクリニックが掻爬と対比しているのは、先に述べた吸引法のうち電動式のほうに違いありません。日本で二〇一五年に承認された唯一の手動吸引器はディスポーザブル（使い捨て）なので、洗浄も滅菌も不要だからです。

「不潔な状態」が否定できないとこの医師が言うのは、あくまでも使い捨てにしない電動吸引の部品の話です。効率とコストを重視しているこの医師にとって、一回二万円のコストがかかる手動吸引器という選択肢はまったく脳裏にないようです。

また、このクリニックは「手術数の多い」ことも自ら公表しています。年間取扱件数は六〇〇〇件とされ、手術料は一万円強の初診料を別にするとすべてコミで一律一九万八〇〇〇円に設定されています。これは、年間で約一億二〇〇〇万円を売り上げている計算になります。掻爬に必要なのは、何度でも使い回せる数点の金属製の医療器具と麻酔薬、消毒・滅菌剤くらいです。掻爬の利益率が非常に高いことは間違いありません。

なお、このクリニックの「経験豊かな医師なら後遺症に差は出ない」という表明は、すべての医師が未経験だった時期を経ている事実を無視しています。現実には、未熟な医師が生身の女性の身体で経験を積んでいるので、一定数後遺症が生じている可能性はあると考えられます。

†『必携』を読む

日本で合法的に中絶を行えるのは、各都道府県の医師会に母体保護法指定医師として指定された産婦人科医師だけです。その指定医師の職業団体である公益社団法人日本産婦人科医会（以下、医会と略します）は、会員のために『会員必携 No.1　指定医師必携』（以下、『必携』）を発行しています。

冒頭に寄せられた医会会長による「現代社会における母体保護法の意義」によれば、この『必携』は「母体保護法を分かりやすく解説したもの」で、「指定医師が……中絶を安全に法に基づいて施行する指針を定めたもの」だといいます。要は指定医師用の「中絶マニュアル」ということでしょうか。

『必携』はそもそも一九六四年に『日母会員必携 No.1』（日母とは、医会の母体で一九四九年に発足した日本母性保護医協会のこと）として刊行されました。執筆時現在（二〇二二年六月）の最新版は平成三一（二〇一九）年三月改訂版でさほど古いものではありません。

上述の新版冒頭で木下勝之医会会長[7]（当時）は、優生保護法に障がい者に対して差別的な「優生思想に基づく条文」があったことを反省したうえで、「時代の変遷とともに、国民の意識も変わり」、「現代社会にあっては人権尊重の思想が当然」との認識を示し、「この指定医師必携をいつも手元に置いて必要なことを再確認し、安全確実な人工妊娠中絶を施行することにより、女性の健康を守れるよう支援してください。母体保護法指定医師である産婦人科医師に対する国民の信頼と期待に応えていただきたくお願いいたします」と結んでいます。

ところが、残念なことに『必携』の本文には、女性の健康の守り手としての決意や人権を尊重した文言は見当たりません。むしろ、それを否定しているような内容があちこちに見られます。ここでは、それを一緒に見ていきましょう。

†『必携』の問題点

『必携』によれば、母体保護法の目的は「母性の健康を保護すること」です。ここで気づくべきなのは、「女性の健康」ではなく「母性の健康」となっていることです。

広辞苑によれば「母性」とは「母として持つ性質。また、母たるもの」です。「母として持つ性質」は人ではないので、「母性の健康」とは「母たるもの（妊娠している状態の女性？）の健康」ということになるのでしょうか。

しかし、当然ながら、中絶を望む女性は「母たるもの」でなくなろうとしているわけで、そうなると、中絶を受けようとする女性、中絶を受けている最中の女性、中絶を受けたあとの女性の健康を守ることは、この法の目的から漏れていくことになります。ここはやはり「母性の健康」ではなく「女性の健康」とすべきですし、せめて「妊婦（これもひっかかりますが）の健康」としてほしいものです。

また『必携』には、中絶を自己決定する権利や安全な中絶医療を受けられる権利を保障するために国際社会が根本理念としている「性と生殖に関する権利と健康（リプロダクティブ・ヘルス&ライツ、略ＲＨＲ）」という国際規範への言及がまったくありません（ＲＨＲについて詳しくは第五章で解説します）。

ＲＨＲの重要なふたつの要素は、「性と生殖に関する健康への権利」と「性と生殖に関する女性の自己決定権」です。『必携』はそれにも言及していませんし、次のように女性の自己決定権を全否定する文言まで見られます。

人工妊娠中絶は患者の求めに応じ行うものではなく、中絶の適応があると指定医師が判定した場合のみ行うべきもので、この点が他の医療との大きな差異である。

このように、妊娠早期については海外で広く導入されている「オンデマンド（要求あり次第）」の中絶は完全に否定されていて、医師の裁量権が優先されているのです。

さらに、中絶以外の医療については「正当な理由がなければこれを拒んではならない」と医師法で定められているのに対し、「中絶の場合は指定医師が母体保護法に規定された適応が無いと判断した場合は、これを拒むことができる」といった解説が続きます。

つまり、女性は自分のことを自分で決められないが、医師が代わりに決めてあげるから、言うことを聞きなさい。場合によってはダメだと言うこともあるからね……というわけです。まさに「パターナリズム（温情主義、夫権主義）」です。パターナリズムとは、強い立場にある（知識や情報や権限をもつ）人が弱い立場にある（知識や情報や権限のない）人の意向に構わず、その人に代わって意思決定をすることで、従来の医師と患者の関係はほとんどこのパターンでした。

しかし、現代医療では、患者自身の意向を最も重視する「患者中心主義」が主流になりつつあり、医療者は患者当人に選択肢について十分に説明したうえで、患者自身の意向を確認し、その意向に沿った医療を提供する「インフォームド・コンセント」というスタイルが奨励されるようになっています。これは患者の自己決定権を尊重する考え方でもあります。しかし残念ながら『必携』は、古いパターナリズムに染まっているようです。

一方、「指定医師の倫理」の項では母体保護法についてなぜか自慢げに説明しています。

近年人工妊娠中絶に対する各国の考え方が変化しつつあって、それに関する法律も改められている。かかる際わが国の母体保護法が注目され、各国から大いに参考とされている。

いったいどの国の法律が、母体保護法を参考にしているというのでしょうか。もしかして、韓国で堕胎罪によって処罰されない例外事由を規定した母子保健法のことを言っているのでしょうか。仮にそうだとすれば、韓国の堕胎罪規定は一九五三年、母子保健法は一九七三年に公布されているので、参考にしたとすれば母体保護法ではなく優生保護法だったはずです。

実際、韓国の母子保健法は、優生学的／遺伝学的な障がいや疾患、伝染病疾患、強姦による妊娠や婚姻不能な血族間の妊娠の場合、医学的による母体の健康を著しく害する場合などの中絶を合法としていて、日本の優生保護法によく似ています。ただし、韓国の母子保健法には、日本で最もよく使われている「経済的理由」が含まれていません。

なお、日本の優生保護法が世界から注目されたこと自体は事実です。ただし、注目された理由は、同法の優生学的な内容が時代錯誤的で、差別的だと見られたためであって、決して褒められた話ではありません。

現に、優生思想により強制不妊手術を行う根拠になった悪法として海外から注目され、批判を浴びた結果、優生保護法は優生学的な部分を全削除して一九九六年に「母体保護法」へと改正されました。仮に近年「各国から大いに参考とされ」た事例があるのなら、それはきっと反面教師として用いられたということなのでしょう。

一方、韓国では二〇一九年四月に、刑法の堕胎罪規定は妊婦の権利を過度に侵害しているとして違憲判決が下されました。その結果、同国の中絶関連法は二〇二〇年の末までに全面的に見直されることになり、それまでに改訂が間に合わなかったため、韓国の刑法堕胎罪の規定は二〇二一年一月一日よりすべて差し止められることになりました。

堕胎罪がなくなれば、例外規定としての合法的中絶の範囲を示す法律も必要なくなるはずなので、今後は日本こそ韓国の例から学べるものが多く出てきそうです。

†胎児へのこだわり

ここで『必携』に話を戻すと、上記のように母体保護法を自慢しているのと同時に、指定医師制度そのものについても、「母体保護法において特筆すべき」もので、「世界に類例をみないわが国独特のもの」だと自画自賛しています。

その理由として挙げられているのは、「指定医師は、医師特に産婦人科医の中から人格、技能、設備等について厳重な医師会の審査を受けて指定される」ためだとされ、その指定の基準としては「高い見識と職業倫理」、「職業の尊厳と責任を自覚し絶えず学術面での向上を目指すなど自らを律する」、「医療を受ける人びとを尊重することが求められている」などと列挙されています。

さて、この最後の「医療を受ける人びとを尊重」というところで、ようやく中絶医療を受ける女性たちのリプロダクティブ・ライツへの尊重の話が出てくるのか……と一瞬思いかけましたが、その期待は次の文ですぐに裏切られます。

また胎児を取り扱う視点からも、胎児の尊厳に留意し、胎児の持つ個々の多様性と独自性を尊重する姿勢で臨むことは……社会的および倫理的にも留意すべき重要なことである。

ここで取り上げられている「胎児」とはいったい何なのでしょう。

通常、医学的には「胎児」は妊娠一〇週頃から使われる言葉です。妊娠産物の発達は段階的なものであり、卵管内で受精した「受精卵（接合子）」は三～五日をかけて子宮まで移動するあいだに細胞分裂をくり返して「胚盤胞」となり、受精後五～八日に子宮内膜に付着して、受精後九～一〇日くらいで着床を完了します。

胚盤胞の一部が「胎芽」となり、べつの部分が「胎盤」を形成していきます。胎盤を形成する細胞の一部が成長する胚盤胞を包む外膜（絨毛膜《じゅうもうまく》）となり、別の一部の細胞が絨毛膜の内側の膜（羊膜）となって、羊膜腔《ようまくこう》が形成されます。羊膜腔が形成される頃（受精後一〇～一二日頃まで）に、胚盤胞は「胎芽」とみなされるようになります。

羊膜腔は羊水と呼ばれる透明な液体で満たされ、胎芽が成長するにつれて大きくなり、胎芽は羊水に浮かんだ状態で成長していきます。羊膜腔内で育っていく胎芽は受精の三週間後（妊娠五週目）から様々な器官を成長させていきます。なお、先天異常のほとんどがこの時期に起こります。

受精の八週後（妊娠一〇週）に胎芽はようやく「胎児」とみなされるようになり、受精の一〇週後（妊娠一二週）頃までにほぼすべての器官が形成されます。ただし脳と脊髄は例外で妊娠期間中ずっと成長を続けます（以上、「ＭＳＤマニュアル」https://www.msdmanuals.com/の家庭版を参照）。

このように受精卵から胎児まで成長のプロセスのすべての段階について、どのようにすれば「胎児」を「尊厳」のある存在、「個々の多様性と独自性を尊重」されるべき存在として扱うことになるのかは『必携』には述べられていません。上記で示したように、医学的には妊娠一〇週目あたりから「胎児」と呼びますが、法的には妊娠四カ月（一二週）を超えた「胎児」を流産（自然流産でも、人工流産でも）した場合には「死産」として届け「埋葬」すべきことが、一九四八年に制定された「墓地、埋葬等に関する法律」で定められています。

妊娠四カ月未満の「中絶胎児」の取扱いについては、二〇〇四年に厚生労働省雇用均等・児童家庭局母子保健課が「妊娠四カ月（一二週）未満の中絶胎児の取扱いに関する調査結果について」で、火葬を含め適切な取扱いを行うよう「お願い」しています。こうした法律や「お願い」を念頭においているのだとしても、「個々の多様性と独自性の尊重」には首をひねらざるをえません。

その一方で、妊娠している女性たちの「尊厳」や「多様性や独自性」は完全に無視されており、女性や妊娠している人々の健康や権利について『必携』の中で一言たりとも触れられていないことは大いに疑問です。おまけに、中絶実施には「すべての場合に本人の同意と配偶者の同意を得なければならない」し、同意なしに中絶を行えば、「堕胎罪により刑事処分を受けるおそれがあるだけでなく、夫権の侵害等を理由に民事上の損害賠償請求の原因となる」ことがあると記述している通り、「夫権」には言及しているのです。

このように、『必携』において、中絶に関して女性は「医師、胎児、配偶者」という三者に従属させられる存在として描かれているように見えます。これではリプロダクティブ・ヘルス&ライツの発想など出てくるわけもありません。

†『必携』の中絶観

『必携』に示されている中絶観にも驚かされます。人工妊娠中絶は、「生命ある胎児を含む妊娠を人工的に中絶する手術である」または「胎児生命を否定する処置である」と説明されています。あくまでも「胎児の生命」にばかり注目していて、医師の目の前にいる個別の人生を生きている「女性」の存在や尊厳は眼中にないかのようです。

最後に、指定医師としての基準に挙げられている「高い見識と職業倫理」「職業の尊厳と責任を自覚し絶えず学術面での向上を目指すなど自らを律する」というのも、現状とはかけ離れています。すでに述べた通り、西欧では一九七〇年代頃に「より安全な中絶方法」としてD&Cから吸引法へと移行しています。

二〇〇三年にWHOは吸引法と中絶薬を「より安全」だと明記し、二〇一二年以来、「まだ行われていたらD&Cはより安全な方法に切り替えるべき」と指導してきました。それなのに、日本では未だに掻爬と呼ばれる古い中絶手術が行われ続けているという実態があるばかりか、『必携』で語られている「中絶」もどうやら掻爬を前提としているようなのです。

『必携』では、中絶は一貫して「手術」として説明されており、「子宮損傷（子宮頸管裂傷、子宮穿孔）、出血、感染等の防止に努める」よう注意が呼び掛けられています。「術中ゾンデにより子宮腔長・方向等を再度確かめる」という注意書きがみられるのは、より安全な施術にするための超音波モニター下で施術しておらず、ブラインドで（手の感覚だけで）手術が行われている実態を示唆しています。子宮ゾンデ（消息子）とは、子宮内に挿し込んで子宮底までの長さや角度を確認するために使う道具ですが、これで子宮底までの長さや方向を確かめているのは、超音波モニターを使っていない証拠です。

同様に、「子宮壁に対する挿入器具の抵抗を鋭敏に感知するため、器具をあまり強く把持しない」と注意されている器具はキュレットのことだと考えられ、多量出血の予防として、「子宮壁を過度に掻爬しない」や「掻爬による子宮損傷を避けるために吸引法を考慮する」といった注意も掻爬法を前提しているからこそ言えることです。

また、子宮損傷を避けるために吸引法のほうが安全だという認識があるのなら、なぜ最初から吸引法を使わないのでしょうか。こう見ていくと、「高い見識」や「絶えず学術面での向上を目指す」という文言には、首をひねらざるをえません。一九七〇年代以来、世界では中絶観を一変させるような技術改革が次々と行われてきたのに、日本の指定医師たちはほとんど何も新しいことを学んでこなかったことがこの『必携』からも明らかだからです。

むしろ、未だに掻爬にまつわる心得を『必携』にしている医会の「見識」のほどが疑われると言われても仕方がないのではないでしょうか。

†実態調査

指定医師たちは、掻爬が多用されていても日本の中絶は安全だとくり返し主張しています。果たしてそれは本当なのでしょうか。

日本で初めて中絶医療にどのような手法が使われているのかを調べたのは、二〇一〇年に金沢大学の研究者を中心に実施された「我が国における中絶医療実態の調査研究[8]」です。私も研究協力者として参加しています。

この調査の結果、妊娠初期の中絶の方法として医師たちが好んでいたのは掻爬単独が三五パーセント、掻爬と吸引の併用が四八パーセント、吸引単独が一一パーセントでした。この調査結果を二〇一二年四月一九日の朝日新聞は「日本の中絶　母体に負担」の見出しをつけて、「日本で行われている人工妊娠中絶では、WHOが安全と勧めている「吸引法」は一割に過ぎず、事故が比較的起きやすい方法が八割を占めていた」と報じています。

その翌年、二〇一三年に日本産婦人科医会の医師たちによる「人工妊娠中絶実態調査」

が行われました。その分担報告書を書いた医会理事らは、掻爬法と併用法を合わせると約八割という上記研究と同様の結果を示しながら次のように結論しています。

我が国の人工妊娠中絶の方法は、妊娠初期・中期共に欧米各国と異なるが、安全性には大きな問題はない。しかし、妊娠初期の手術法は掻爬法よりも吸引法の方がより安全性が高いことが明らかになった。

「掻爬法よりも吸引法の方がより安全性が高い」と明らかになったのであれば、掻爬が多い実態は「問題」ではないのでしょうか。そうした疑問を抱いてこの調査結果を精査した結果、驚くべきことが分かりました。

この研究では比較対象に選ばれた論文の選択基準が不可解で、データの選定や比較方法、引用方法にも不適切で不自然な点が散見され、印象操作を行ったとしか言いようがない箇所がいくつもあり、合理的とは言いがたい断定的な結論を出していたのです。

たとえば子宮穿孔《せんこう》のデータの比較対象として、WHOが引用している子宮穿孔率そのものを調べたデータを用いず、子宮穿孔率そのものを調べたわけではない調査から中期中絶が多く含まれており通常より高めの合併症率が出ているデータをわざわざ持ち出して、比較対象に用いているのです。

また、掻爬を単独で用いた場合と、吸引との併用で用いた場合を別々に集計しているために、単独・併用にかかわらず掻爬を用いている場合の合併症率を低めに見せかける結果になっています。さらに、数字の言い間違いや不必要な換算(たとえば、妊娠二〇週を超えると大量出血が「一〇〇〇件に四件まで上昇する」というイギリスの報告を元に、「中期中絶[引用者注:妊娠一二週以降]の大量出血が「一〇万件中四〇〇件」も現に発生しているかのように書くことで、相対的に日本は安全であるかのように見せかけるようなこと)も行われているのです。

「掻爬法よりも吸引法が安全」としながら、「日本の中絶の安全性に大きな問題はない」と相矛盾した結論を出していることも勘案すれば、「掻爬が多くても日本の中絶は安全だ」という結論を導き出すための調査だったのではないかと疑わざるをえません。[9]

†日本の中絶は安全なのか

二〇二一年七月二日に厚生労働省子ども家庭局母子保健課長から、日本産婦人科医会の会長と日本産科婦人科学会の理事長あてに「人工妊娠中絶等手術の安全性等について（依頼）」が送られました。[10] この文書は、WHOが人工妊娠中絶・流産手術について推奨している「吸引法」について、両会の会員に周知することを求めたものです。

しかし、この文書に添えられていたWHOの『安全な中絶　第2版』の引用中、下線で強調されていた「D&Cが未だに実行されている場合には、安全性と女性のケアの質を改善するために、D&Cを吸引法に取って代える」必要性があることは、医会もとっくに承知していたようです。

日本産婦人科医会の二〇一七年の「研修ノートNo.99　流産のすべて」には、「WHOは二〇一二年に「安全な中絶に関するガイドライン」を発表し、人工妊娠中絶手術としての搔爬法は安全性に問題があることを指摘した。日本産婦人科医会は同年、人工妊娠中絶手術の術式や合併症に関する全国調査を行った」として調査結果の概要がまとめられています。[11]

その結果、以下の四点が明らかにされたと述べられています（番号は引用者によります）。

①人工妊娠中絶手術の術式は、「吸引＋搔爬（併用）法」が五割、搔爬法が三割、吸

引法が二割であった。

②合併症の総発生率、特に子宮内遺残の発生率は、吸引法と比較して吸引＋搔爬法および搔爬法で、また、吸引＋搔爬法と比較して搔爬法で優位に高かった（$p < 0.01$）。また、搔爬法は他の二法と比較して子宮穿孔の発生率が高かった（$p < 0.05$）。

③よって、人工妊娠中絶をより安全に実施するには、吸引法の幅広い導入が求められる。

④術前の子宮頸管拡張器使用や術中の超音波ガイドは合併症の軽減に繋がっていなかった。

この調査の結果は、二〇一二年に日本産婦人科医会の常務理事である中井章人と会員の関口敦子が科研報告書として公開しており、さらに関口によって英語論文として学術誌に発表されました。この科研報告と論文のどちらも、搔爬が多用されている日本の実態を明らかにし、搔爬より吸引法のほうが合併症の発生率が低いことを認めていながら、「日本の中絶医療の安全性には大きな問題はない」と結論づけています。

つまり、上記の研修ノートに示された結果①と②を認める一方で、「我が国の妊娠中絶の方法は妊娠初期・中期ともに欧米諸国とは異なるが、安全性に大きな問題はない」と結論することで、吸引を導入すべきだとしている③の結論を否定しています。

その一方で、但し書きとして「しかし、妊娠初期において、搔爬法よりも吸引法の方がより子宮内遺残の危険性が低いことが明らかとなった」と添えているのも不思議で、より危険性が低い方法が明らかになったのであれば、それに移行していくべきと結論するのが筋ではないのでしょうか。

さらに、④合併症の軽減に繋がっていなかったことが明らかになった「モニター（超音波ガイド）」が、日本では多用されていると中井らは報告しているのですが、その使用を抑制すべきだとも結論していません。本来、合併症の軽減に繋がらない無駄な措置はコストの観点から考え直すか、使用方法を検討しなおすべきです。このように、調査で出た結果から導かれる科研報告の結論には数々の疑問が残ります。

そこで、なぜ医師たちがこのような結論に至ったのか、またその結論は妥当なのかについて調べてみました。医師たちの報告書を詳細に検討した結果、先に述べた比較データの選択の不適切さに加えて、比較の方法、引用の方法なども不適切かつ奇妙であることが判明しました。

あちこちで恣意的に選択したと思われるデータに基づいて結論を出しており、とても合理的とは言い難いのです。単なる不注意や偶然の一致と思われるようなミスもありますが、すべてが「日本の中絶は安全」と思わせる方向に操作されていることから、意図的なものである疑いが濃厚です[12]。

さらに、アンケート調査への協力依頼文の分析からも、日本の中絶の安全性を証明したいという強い意志が見受けられ、吸引法は掻爬より安全だったと認めていながら、掻爬多用の日本の中絶の安全性には大きな問題はないと我田引水的に結論しています。この報告書を英訳したSekiguchiによる論文Safety of induced abortions at less than 12 weeks of pregnancy in Japan（日本の妊娠一二週未満の人工妊娠中絶の安全性）も、日本の中絶が安全だという結果が出たかのように思わせるタイトルになっています[13]。なお、日本の産婦人科医は合併症発生率など身体的な「安全性」には注目しても、患者にとっての安心や痛みの有無には比較的無頓着であるようにも思われます。

ここからは推測になりますが、この研究報告には医会会員の共通の利害が影響した可能性があります。医会の会員たちは日本の中絶を独占することを母体保護法によって認められています。一九四八年六月に優生保護法案を出した議員たちは、闇中絶の「稚拙な技術」で母体の健康が阻害され、死亡例も多々出ているので、「熟練した専門家」を「指定」する制度が必要なのだと説明しています。

たしかに、一九四八年当時、比較的安全に中絶を行うことができた方法は「掻爬」のみだったのかもしれません。その「技術を要する手術」を独占的に継承している人々（指定医師）のみに権限を与える方が、当時は女性にとっても、より安全で安心できたのかもしれません。しかし、そのためには、指定医師は「掻爬」を安全に行えていることが条件です。それが指定医師制度の存在理由でもあるのです。

しかし、海外では一九七〇年代から掻爬はより安全な新しい中絶方法に置き換えられてきました。まず電動吸引法が広まり、さらに一九九〇年代には簡便な手動吸引法が普及することで、海外では中絶が医師の手から離れていき始めます。国際助産師連盟（ＩＣＭ）の『世界基準　助産実践に必須のコンピテンシー』の改訂二〇一九年版では、助産師に求められる追加的技能として、「人工妊娠中絶を誘発するため、実践範囲とプロトコルに従って……適切な投与量の薬剤を処方、調剤、供給または投与する」と「妊娠満一二週までの子宮の手動真空吸引法を実施する」の二項目が挙げられています。

†中絶ケア・ガイドライン

二〇二二年三月に公開されたWHOの『中絶ケア・ガイドライン』でも、妊娠初期における吸引法や薬による中絶は、専門医が行う必要はないとしています。妊娠早期の吸引法は助産師や訓練を受けた専門看護師で十分安全に行える簡単な処置になっており、中絶薬の処方に至っては薬剤師や准看護師レベルの医療者など多職種が取り扱えるようにすることで、必要とする個人がアクセスしやすい環境を整えるべきだとされています。

二〇二二年の『中絶ケア・ガイドライン』に示されている「安全な中絶」の技法は、新たにレトロゾールとミソプロストールを併用する内科的中絶方法が提案されたこと以外は、二〇一二年の『安全な中絶 第2版』から大きくは変わっていませんが、ケア提供者に関して詳細に記載されるようになりました。二〇二二年のガイドラインでは、基本的に中絶を提供できる職種の制限をなくしていくことが推奨されています。

さらに、二〇二二年の新ガイドラインの特徴は、「法律・政策」に関して以下の推奨事項を明示したことです。以下、「法と政策」に関して七つの推奨事項が示されています。

1　中絶を完全に非犯罪化すること。
2　a事由による中絶制限はなくし、b当人の要求しだいの中絶を行うこと。
3　妊娠週数による中絶の制限をやめること。
6　中絶に待機期間を義務付けないこと。
7　中絶に当人以外の承認を不要にすること。
21　中絶を提供及び管理できる人を規制しないこと。
22　良心的拒否によってアクセスが妨げられないようにすること。

七つの推奨事項に照らして、現行の日本の中絶規制法を見直してみましょう。

推奨事項1に示された「非犯罪化」は、中絶をすべての刑罰や刑法から削除することを求めています。中絶に堕胎罪以外の刑事犯罪（殺人、傷害致死など）を適用してもなりませんし、すべての関係者について、中絶を行うこと、中絶を支援すること、中絶に関する情報を提供したり、中絶サービスを提供したりすることに刑事罰が与えられないよう保証する必要があります。日本の場合は、刑法堕胎罪を撤廃することが求められます。

推奨事項2によれば、中絶にアクセスできるかどうかを事由（中絶の理由）によって制限するアプローチはやめて、女性、少女、その他の妊娠中の人の要求しだいの中絶を可能にするように修正する必要があります。要求しだいの中絶に置き換えられるまでのあいだ、既存のいかなる事由についても国際人権法に合致するように、法律や政策の内容、解釈、適用を改定する必要があります。そのためには、以下が必要になります。

1　既存の根拠を人権に則った形で定義し、解釈し、適用しなければなりません。

2　妊娠を継続することが女性、少女または他の妊娠中の人に相当な苦痛を与える場合には中絶を可能にする必要があります。妊娠がレイプや近親姦の結果である場合も含まれますが、それに限定されることはありません。

3　女性や少女、その他の妊娠中の人の生命と健康が危険にさらされている場合には、中絶を行えるようにしてください。

4　健康上の理由に基づく場合には、WHOの定義する健康とメンタルヘルスを反映した健康基準に従ってください。

5　強姦や性的暴行の場合に、この条件にあてはまることを「証明／立証」するために司法命令や警察の報告書を求めるなどの手続き上の要件をつけてはなりません。

これにより、母体保護法の第一四条の一と二を削除することが求められます。

推奨事項3の妊娠週数による制限をなくすためには、「第二条第二項の「胎児が、母体外において、生命を保続することのできない時期」の基準は、通常妊娠満二二週未満であること」と定めている一九九六年（平成八年）九月二五日付厚生事務次官通知（厚生省発児第一二二号）「母体保護法の施行について」を撤回する必要があります。

推奨事項6の待期期間の義務付けは、日本では法的には定められているわけではありませんが、医師が選んだ中絶方法のために、実質的に中絶を待機させられる事例は起きています。たとえば先に述べた通り、医師が搔爬を主に行っているために、「（妊娠産物が）小さすぎると取り残す」との理由で、一定期間、中絶を待たされる事例が現に起こっています。また、お金のない女性に対して、出産育児一時金の出る妊娠一二週以降まで待たせて中期中絶を受けさせるといったことも行われているようです。

推奨事項7の第三者の承認は、まさに母体保護法一四条の中で、医師が中絶を認定することと配偶者が同意することを義務付けているため、その意味でもこの条文は削除対象になります。中絶の意思決定に親やパートナーが関わることは、女性や少女、その他の妊娠中の人を支え、支援することになりえますが、その場合、中絶を利用する人の価値観や好みに基づいていなければならず、第三者の承認要件によって押し付けられてはなりません。推奨事項21については、法律や政策が中絶の提供者や管理者を規制する場合、その規制は本ガイドラインの第三章に提示されているWHOの指導内容に合わせるべきだとしています。指定医師にのみ合法的な中絶を許している母体保護法一四条は、WHOの規定に抵触しています。

最後に、推奨事項22の良心的拒否によって、質の高い中絶医療へのアクセスを妨げられないことを保障する人権上の義務があり、良心的拒否が中絶医療へのアクセスを弱めたり妨げたりしないようにすることを従来のWHOは勧告してきました。日本では宗教的信念による良心的拒否はほとんどないと思われますが、配偶者の同意書がないという理由で中絶を断ったり、自院で断る際に他の医療施設を紹介するルールがないなどの問題が生じています。中絶を必要とするすべての人に質の高い中絶医療へのアクセスを保障できるように、国が質の高い中絶ケアへのアクセスと継続性を確保できるような医療保健制度を設計し、実効を保障することが重要になります。

これらの推奨事項を守ることで、日本の中絶事情が様変わりすることは間違いありません。今や時代が変わったのです。一〇〇年以上前の歴史的遺物である掻爬はもはや百害あって一利なし。現代の中絶は、特殊な訓練を受けた専門の医師たちが独占しなければならないような危険な処置ではなくなっているのです。

日本の中絶方法の特殊さ

日本で使われている「吸引法」は世界とは少々異なります。日本では二〇一五年に手動吸引器と太さが様々な一群のカーマン式カニューレをセットにした商品が売り出されるまで、プラスチック製カニューレは存在していませんでした。今でも電動吸引機を使っている医師のほとんどが、金属製カニューレを使っていると思われます。先に述べたとおり、吸引は回収ビンとチューブとの接続部や器械に血液や組織が付着して不衛生だと主張していた医師は、使い捨てのプラスチック製カニューレを前提していなかったと思われます。

同様に、日本の掻爬も海外のD&Cとは違います。日本産婦人科医会の「研修ノートNo.99 流産のすべて」においても、日本における「早期人工流産（以下、妊娠一二週未満の人工妊娠中絶）」では、「現状、D&Cが広く行われて」いるとされているばかりか、次のように説明されています。

施行する際には合併症に注意しながら愛護的に処置を行う。まず子宮ゾンデを子宮腔内に注意深く挿入し、子宮の向きと深さを確認する。次に胎盤鉗子を軽く持ち、子宮腔内に優しく挿入する。子宮底に鉗子の先があたったら、鉗子を少し引き戻し、鉗子の先を開閉させ内容物を把持・牽引し、摘出する。その後キュレットを慎重に挿入し、子宮腔内を全周性に掻爬する。過度の掻爬は子宮腔癒着の原因となるため注意を要する。

この研修ノートの中では、「胎盤鉗子とキュレットを用いるD&C（Dilatation and curettage）」という説明も見られ、ここのD&Cでは胎盤鉗子とキュレットの双方を用いることになっています。

ところが、これは海外のD&Cの説明とは少々異なります。中絶技術史に詳しいタンファー・タンクによれば、D&Cが医療専門家の初期妊娠中絶の第一の手法になったのは一九二〇年代初期であり、一九三〇年代までには「唯一確実で安全に（妊娠初期の中絶を）行う方法は、頸管を拡張し、キュレットで子宮内容物を除去する方法」とされるようになりました。[1] 標準的なD&Cの説明としては、胎盤鉗子の説明は出てこないのです。

実際、WHOの『安全な中絶 第2版』でもD&Cを次のように説明しています。

> 頸管拡張及び子宮内膜掻爬術（D&C）は、機械的な拡張器または薬理作用のある物質を用いて子宮頸管を拡張し、鋭利な金属製のキュレットを用いて子宮壁を掻き出します。

WHOのD&Cの説明の中には胎盤鉗子への言及はないのです。その一方で、D&Eの説明の中には次のように鉗子が出てきます。

> 頸管拡張及び子宮内容物排出術（D&E）は、浸透性の拡張器（材）または薬理作用のある薬剤を用いて子宮頸管の術前処置を必要とし、直径一二～一六ミリのカニューレを伴った電動真空吸引及び長い鉗子を用いて（傍点は筆者）子宮内容物を除去します。

つまりWHOにおいてD&CとD&Eの主な違いは、前者は除去の道具として「キュレット」を用い、後者は「電動真空吸引（機）と鉗子」の両方を用いることだとされています。海外ではどちらかといえば「鉗子」はD&Eの器具と考えられているようで、D&Cの説明にはほとんど出てきません。

一方、日本ではどうやらD&CとD&Eが峻別されていないようで、「子宮内容除去術（D&C）」という表現もしばしば見かけます。実は私自身も、長いあいだ表記の混同に惑わされ、D&Cは「頸管拡張掻爬法」、D&Eは「子宮内容除去術」と訳してきました。

しかし、厳密にいえば、「子宮内容除去術」は日本独自の表現であり、子宮内容物を取り除くという意味で、海外のD&CとD&Eの両方にまたがる概念になっているように思われます。しかし、ある程度大きくなった胎のうを鉗子で取り出す操作が標準化されているところから、むしろ海外のD&Eにより近い概念と捉えるべきだと今は考えています。

さて、上記のような表記や概念の混乱だけではなく、どうやら医会の研修ノートでは、上述のWHOの定義とは異なるものをD&Eと考えているらしいことにも気が付きました。たとえば、「No.99 流産のすべて」には次のような説明が出てきます。

電動式あるいは手動式の吸引器を用いて子宮内容物を吸引除去するD&E法（dilata-

tion and evacuation）がある。電動式をEVA（electric vacuum aspiration）、手動式をMVA（manual vacuum aspiration）と呼ぶ。

EVAは妊娠初期に単独で、もしくは妊娠中期以降にD&Eの一部として行う吸引法であり、MVAは主に妊娠初期に行う吸引法であることを考えると、この説明は奇妙です。さらにこの研修ノートには次のような記述も見られます。

D&Eを行う際は、まず妊娠週数に適当なカニューレを、陰圧をかけずに挿入し、陰圧をかけて回転させながら引き抜く。

これは明らかにWHOでいう真空吸引（Vacuum Aspiration＝VA）の説明です。さらに、次のような記述もあります。

D&CとD&Eのランダム化比較試験は数少ないが、D&Eは中絶手術における手術時間が短く、流産処置においては、手術時間が短い、出血量が少ない、疼痛が少ない、と報告されている。

D&Cは妊娠初期の中絶方法、D&Eは妊娠中期の中絶方法ですから、この二つが比較試験されることはありえません。また通常、D&C（通常一〇～一五分程度）に比べてより高度な技術と複雑な操作が必要になるD&E（通常二〇～三〇分程度）のほうが時間もかかるのが当然です。すなわち研修ノートの上記の記述は、D&CとVAとの比較試験と取り違えているものと考えられます。

このように日本の産婦人科医がD&Eと呼んでいるものは、WHOの定義によれば真空吸引法（VA）にあたります（VAについて詳しくは第四章を参照）。海外のD&Eでは、鉗子をはじめとする外科的手術器具とEVAで子宮内容物を取り除きます。子宮内容物が大きくなるのでつかみ出すことが可能になるのと、吸引力のより強い電動吸引機を用いるというのが海外のD&Eです。それなのに、どういうわけか日本の産婦人科医師たちには海外とは別の概念が構築されているようなのです。

なぜこのような間違いが生じてしまったのでしょうか。単純に、最初に翻訳した人が取り違えたという可能性はあります。他の国でまだ中絶方法が研究されはじめる前に、日本の医師たちは中絶を行いはじめたため独自の方法が考案され、伝承されてきたのかもしれません。まさに「ガラパゴス化」したのです。しかし、それだけではなく、医会の研修ノートに引用文献がまったく示されていないように、エビデンスを確認する習慣がないという問題もありそうです。

さらに、研修ノートでは、同じD&Cを表現するために「胎盤鉗子法」「流産手術」「子宮内容除去術」「掻爬法」といった言葉が混在しています。同様に、「D&E」と「吸引法」も併存していて、「吸引＋掻爬（併用）法」という記述もあります。専門用語であれば、通常、きちんと定義して同じ言葉を用いるはずですが、そうなっていないのは、日本語で中絶に関する医学論文がほとんど書かれてこなかったこととも関連があるかもしれません。

こうした混乱が生じないようにするために、今後は専門用語をきちんと定義して用い、場当たり的な言い換えは慎み、引用文献を明示し、エビデンスに基づいて記述することを基本にしていくべきでしょう。

ちなみに、英語で特に一九七〇年代のアメリカで多用されたsuction curettageという言葉は、通常はキュレットを用いることなく吸引のみで処置を行うことを意味しています。

この場合のcurettageは子宮内膜を除去することを意味しているのであって、「掻爬」が行われていたわけではありません。

たとえば、MSDマニュアルのプロフェッショナル版では、「器具による子宮内容除去術」として、「典型的には一四週未満では、通常径の大きい吸引カニューレを子宮腔に挿入し、頸管拡張・内膜掻爬（D&C）が行われる」と説明しています。

一方、子宮内膜の状態を診断するために子宮内膜を掻きとる診断的D&Cは、海外でもつい最近まで一部で行われていたようです。しかし、二〇二二年のWHOの『中絶ケア・ガイドライン』では、検査のための掻爬（curettage）も禁止しているため、これについてもほどなく消えるものと考えられます。

第三章

中絶とはどういう経験か

中絶が一般的にどのような経験であるかは当然ながら人によってまちまちですが、一つの例として四〇年前に私自身が経験した中絶とその後の経緯をここで示そうと思います。

私は二一歳のときに当時付き合っていた相手の子どもを妊娠しました。まだ学生でしたが、私自身は高校生の頃から「妊娠していたら産む」と考えてずっと育ってきたこともあり、最初は中絶という選択肢は自分の中にはなかったように思います。

妊娠検査薬を使って陽性を確認した瞬間、脳裏には「二人の愛の証」という言葉がひらめいて、喜びがあふれてきました。少なくとも、最初は産むつもり満々だったのです。ところが相手はそうではありませんでした。少なくとも今は「無理だ」と判断したのです。

彼の名誉のために付け加えると、決して冷たい人でもずるい人でもありませんでした。彼にとって今はまだ家族を作るための準備がないという、当然の合理的で現実的な判断だったと思います。だけど彼がそう判断したことで、当時の私にとっての選択肢は「この人と別れて産むのか、今回は諦めてこの人と一緒に居つづけるのか」になってしまったのです。

実は私の親戚には子どもができなくて養子をもらい、幸せそうに暮らしている家族がいました。同様に子どもができなくて、半分冗談で子どもの頃の私に「うちの子にならない?」と言ってきた別の親戚もいました。なので「養子縁組」という手段があることを当時の私は知っていたのです。

養子縁組をひたすらに隠す家族も多い中で、当時、そういう選択肢もあると知っていたこと自体、どちらかといえば珍しいほうだったように思います。でも、そのことが私の悩みを深めたところもあります。

†産んで養子に出す

最近になって、アメリカのある大学の中絶カウンセリングのオンライン講座を受けていたら、「予定外の妊娠をして迷っている患者には三つの選択肢を提示する」という話が出てきました。その三つとは「中絶する」「産んで育てる」「産んで養子に出す」で、それぞれについてどれだけポジティブかネガティブかを本人に判断させるというのです。

もし、当時のわたしがこのカウンセリングを受けていたら、どう回答していたでしょう。「産んで養子に出す」という選択肢がもっと当たり前のものとして社会に受け止められ、そのことをオープンにしていられるような社会に生きていたら、その選択をしていたかもしれません。しかし、日本社会ではその選択肢はとても難しいように思います。

アメリカのＦＯＸチャンネルで一時期放映していた『glee』という番組の中で、主人公の同級生が妊娠してしまい、出産して養子に出すことを選択する話が出てきます。少々ややこしいのですが、そもそも主人公自身がゲイのカップルの養女であり、その主人公をかつて産んで手放した実の母親が、シングル女性でありながらその同級生の養母になるという設定でした。だれもが養子縁組について知っていて、産んだ女性もオープンに「実の母」であることを「実の子」に打ち明けることもできるし、養子に出したあとも実の子の様子を見るために産みの母が訪ねて行ったりできるのです。

もちろん、あくまでもティーンズ向けドラマの中での話です。ドラマの中では、突然目の前に現れた実母を受け容れるまでの主人公の心理葛藤も描かれていました。アメリカだって、実際にはもっとどろどろした人間関係のトラブルもあるのかもしれません。

それでも、日本に比べればはるかにオープンに「産んで養子に出す」ことができるというモデルの存在は、この選択の敷居をかなり低くするに違いありません。でも、日本の状況は今でも『glee』のようにはいかないでしょうし、四〇年前はなおさらでした。

当時の私は、「産んで養子に出す」ことは永遠にその子との別れを意味しているとしか思えませんでした。日本であれば、多くの場合、実際にそうなっていたことでしょう。産みの母親は、子の幸せを願って養親のもとに子を託したら、もう二度と実母であると名乗り出てはいけない……そんな不文律があるように思います。そうであるなら、好きな彼と私との「愛の証」を他人に手放すことなどできないと考えました。でも現実的にいったいどうできるというのか……彼が今は産み育てることは無理だと判断している限り、私一人で産む方法などありえないと思ったのです。

高校のときに通っていたＹＭＣＡの英語講座の教材で、アメリカには「妊娠した高校生」が通える学校があるという記事を読んだことがありました。それを思い返しては、高校生でさえ、産みたいと思ったら受け入れてくれる周囲の環境があるアメリカがとてもうらやましく、その一方で、何も、誰からも助けの手を差し伸べてもらえない日本に生まれたことを嘆きました。

もしかしたら自分の親は……特にリベラルな考えの持ち主である父は、受け入れてくれるかもしれないという考えも脳裏をかすめましたが、それ以外の人々……特に「今は無理」だと即断した彼のご両親に至っては、きっと受け入れてくれるわけはないだろう、むしろ、未婚で妊娠した私はふしだらだと思われるのではないだろうかなどとも考えました。

†最初の中絶

妊娠した相手の男性に、当時の私は心理的に完全に依存していました。なので最後には、「彼を取るか、子どもを取るか」の選択、つまり自分が彼への依存を断ち切れるかどうかの問題だと考え、最終的に、それは無理だと結論しました。

「お腹の赤ちゃん」(と、当時はイメージしていました)にも語りかけました。現実的にどうにもできない自分の無力さを思い知らされて、「弱いママでごめんなさい」とひたすら謝りました。生命を絶つということに自覚的になろうと思いました。「今はもうどうにもならないけど、私は決してあなたを忘れない。一生抱えていくからね」と中絶することを決心しました。

中絶を受けるために、ふだん使っている駅の反対側——比較的さびれた側に見つけた小さな産婦人科医院に行きました。待合室には数人の女性がいて、大半が明らかにお腹の大きい人たちでした。年齢的にも私より上だと思われ、とても居心地悪く感じました。それ以外のことは、ほとんど何も覚えていません。

私の場合は乳房の違和感で妊娠四週の頃にはすでに妊娠を疑っていたのですが、当時はまだ高価だった妊娠検査薬は（今もそうですが）次の月経予定日から一週間すぎてから使うようにと書いてあり、それをしっかり守って使ったので、受診した時には妊娠五週に入ったばかりでした。ところが、まったく思ってもいなかったことに、中絶手術の予定日はそこから三週間以上も先の八週目の終わりに一方的に決められてしまったのです。

正直、さびれた病院でなぜそんなに先になってしまうのか、中絶の予約がそんなに詰まっているのかと一瞬不審に思ったことは覚えていますが、でもそれ以上、深く考えることはできませんでした。自分が本当に中絶をするというだけで気持ちがいっぱいになっていたからです。

中絶手術を待たされている三週間半、毎日、のたうち回るような苦しみだったことは忘れられません。大学にも行かず、毎日泣き暮らしていました。お腹の中で今も子どもが育っている……と思うと、たまらない気持ちに襲われました。「いっそのこと、この子もろとも死んでしまえば……」と何度も考えました。

当時の彼がバイトに精を出していたのは、手術料金を準備するためもあったのだろうと今になればわかります。なのにバイトの合間に来てくれるたびに、「本当は産みたかったた……」と言ってもしかたのないことを繰り返す私を、よくぞ突き離さなかったものだと思います。関係性の薄いカップルの場合に「男性が逃げる」とよく言いますが、中絶という現実に迫られて絶望に打ちひしがれて鬼気迫る状態の女性を前にしたら、責任感の薄い男性だったら逃げ出したくなるのも（決して許すことはできませんが）わかる気がします。

長く長く感じられた三週間がすぎて、中絶手術を受ける日がやってきました。医院に提出した「同意書」に、彼と私の名前が偽名ではなくきちんと書いてあることが、「愛の証」が存在していたことの証拠になるのだと思ったこと以外、中絶を受けた日の記憶はあいまいです。

全身麻酔のためにカウントダウンさせられたことと、終わってから彼が迎えに来てくれ、朝から何も食べていなかったので喫茶店に入って何かを食べたこと、そのときに「赤ちゃんはもういない」のに意外と食欲がある自分のからだが疎ましかったこと以外、ほとんど何も覚えていません。

†二度目の妊娠と流産

多くの女性にとって、中絶が終わると「安堵」の気持ちが真っ先にくる感情だと言われています。私にもそれがあったのか、今になっては記憶がありません。それというのも、私の場合は手術直後から中絶したことを「後悔」しはじめたからです。

そしてその「後悔」が過去のものになる前に、私はほどなくまた妊娠してしまい、自分の中ではそのできごとがセットになって残っています。私にとっての「中絶」の経験は、その直後にあったもう一度の妊娠とその流産までが一続きのできごととして経験され、記憶されているのです。

最初の妊娠で中絶を希望すると伝えたときに、医師から「初めての妊娠を堕ろすと、次が流れやすくなる」と釘を刺されたのを覚えています。たぶんルーチンでそういうことを言っていただけなのだと思いますが、それが私にとっては自分を責めさいなむ理由のひとつになりました。

やはり産むべきだったのではないか、もしかしてどうにかできたのではないか……と、何度も何度も考えていました。なので、再び妊娠の兆候に気づいたとき、ショックであるのと同時に、かすかな喜びもあったことを否めません。

妊娠を確認してからは、「〝あなた〟はそんなにまでして生まれてきたかったんだね」と、この二回目の妊娠の子は最初の子の生まれ変わりなのだと私は信じ込み、語りかけました。徐々に喜びがふくらんでいきました。「今度は何が何でも産む。ママが〝あなた〟を守る」と、今度は彼と別れてでも産もうと私は覚悟を決めました。

ところが、今度は「結婚して産もう」ということになったのです。ほんのわずかの予定日の違いによって、状況が変わっていたためです。私は有頂天になりました。当時はまだ言葉はなかったのですが、今でいう「できちゃった婚」をすることになったわけです。

両方の親に挨拶に行き、結婚式の日取りも決め、まだお腹はぺちゃんこなのに早々とマタニティ・ドレスを買い込んで幸せな妊婦気分を味わいました。前の「中絶」のときのつらさとは打って変わって、天にも昇る気分でした。病院も同じ駅の栄えている側にある大病院の産婦人科に誇らしい気持ちで通院しました。お腹の子に「よかったね、ありがとう」と話しかけました。

ところが、来週には一二週と病院で言われ、安定期に入ると思って喜んだ直後に、流産してしまったのです。自分が何か悪いことをしただろうかと、ぐるぐると考えました。当時は誤解していたのですが、妊娠一二週つまり四カ月目に入ったばかりではまだ安定期とは言えないようです。妊娠一一週までの初期流産が起こる確率は一～二割ほどあり、原因は染色体の異常などがほとんどで、女性自身が何か悪いことをしたためではないのです。

でも、そんなことを何も知らなかった当時の私は自分を責めました。最初の妊娠を中絶したことが、二度目の流産の原因だと思い込んだのです。「一度の中絶で、私は子ども二人を殺してしまった」と考えました。なんという取り返しのつかないことをしたのだろう……と、自分を責め苛みました。

自分が弱かったがために、「彼」と離れられず、「子ども」を選べなかったがために、「中絶」を選択してしまったあげくに、次の妊娠までだめにしてしまったのだと考えて、自分を責めずにはいられなかったのです。

†中絶の背景

あとになって自分の経験を振り返ると、私は元々いくつもの精神的なリスクを抱えていたのです。そもそも、「彼」と知り合った頃の私は、社会的に孤立し、自尊心が低く、自暴自棄になっていたし、自殺願望も抱えていて、すがりつける相手を探していたのです。彼も彼なりに問題があり、私たちは互いに共依存関係に陥っていたのだと思います。

その裏には、私と実母との関係性の問題もありました。私は母の愛に飢えていたし、自分が得られなかった愛情を「お腹の子」に注ぎたいという願望も人一倍強かったのだと思います。そういうことが見えてきたのは中絶・流産を経験してから何十年も経ち、出産と育児を経験したあとになってのことでした。

海外の心理学の研究結果に照らしても、中絶それ自体が問題になるというよりも、意図せぬ妊娠に至った経過や、その妊娠をした相手との人間関係の問題、当人が生きている社会の中での「中絶」に対するスティグマのありかたなどが、問題を大きくしているのです。私自身もそうだったように、「中絶」のことで人一倍悩む人には、そもそも背景に様々な悩みや問題を抱えていることが少なくないのではないかとも考えています。

当時の私に「中絶」に対する強い偏見があったことは間違いありません。今でこそ、中絶問題の研究を長年してきて、「中絶への罪悪感」と当人が感じているものは、当事者が生きる社会や文化における「中絶に対する罪悪視」が内面化されたものだということが、私にはクリアに見えています。社会からくる「罪悪視」には女性差別的で不当なものが入り交じっています。

当時の私が「胚・胎芽・胎児」のことを一貫して「お腹の子」や「赤ちゃん」として捉えていたのも、まさに文化的な「創造」にほかなりません。実際には、一定の比率で流れてしまうはかない存在だということも、自分が流産を経験し、いろんなことを学ぶまで私は知りませんでした。

それこそ「受精」した瞬間から「生命」が宿り、それが放っておけばすくすく育って「赤ちゃん」になり、この世に生まれてくる……というのはひとつの「物語」にすぎません。生命誕生は、さまざまなリスクや偶然のプロセスを経てきたまさに「神秘」で「奇跡」と捉えることももちろんできます。しかしその一方には、誕生に至らなかった生命も膨大に存在しているという厳然たる事実もあるのです。

また、二度の「予定外の妊娠」をしたことで、私は自分たちがいかに性のしくみや妊娠のしくみ、避妊の方法についてきちんと分かっていなかったかを痛感させられました。同時に、果たしてそれが「自分たちの責任か?」という怒りも湧いてきました。なにしろ、私は学校でまともな性教育を受けた覚えがありません。きちんとした避妊のやり方を学んだことなど一度もなかったのです。

今現在でも、多くの若者がきちんと性教育や避妊教育を受けられずにいる一方で、世の中には性に関する雑多な情報が氾濫しています。私がこの身で知っているだけでも、四〇年間も変わっていないのです。これはとてもおかしなことです。

さらに、中絶問題を研究するようになって、アッシャーマン症候群のことを知りました。アッシャーマン症候群とは、子宮腔内に瘢痕《はんこん》組織が形成されるまれな疾患で、ほとんどの場合、拡張掻爬術（D&C）をくり返し受けた女性に発生します。[1]

以前は、女性の健康そのものにはほとんど悪影響がないため注目されていませんでしたが、不妊治療が盛んになって、流産後の処置にD&Cを使うと次の妊娠で着床しにくくなることが知られるようになりました。従来、「中絶手術を受けると次の妊娠が流れやすくなる」と言われていたのは、D&Cに起因していたわけで、吸引や薬による中絶では関係がないのです。

†日本の女性たちの声

二〇二〇年四月七日から七月六日にかけての三カ月間にわたり、中絶薬の導入に関する意識を問うオンライン・アンケートを行いました。「中絶薬を認可すべきだと思いますか？」という問いには一六二件の有効回答が得られ、「はい」九六・三パーセント、「いいえ」二・五パーセント、「わからない」一・二パーセントでした。

一三五件が回答の理由を自由記述で答え、そのうち公開に同意した一一五件の回答傾向を分析しました。その結果、身体的（肉体的）および／または精神的（心理的）な「負担」（の軽減）に言及していたものが四〇パーセント、「安全性」に言及したものは二二パーセント、「権利・人権・主権」に言及したものは一五パーセントでした。ほかに、中絶薬を新たな「選択肢」として歓迎する回答や、従来法よりも経済的・金銭的負担が減るとする回答もそれぞれ一一パーセントを占めていました。

以下、「懲罰的」「時代遅れ」「非人道的」「危険」などと従来法を厳しく非難している例を示します。

・搔爬は肉体的、精神的負担が大きすぎます（経験者です）。懲罰的であるとすら感じます。また、それによって「あんなひどい手術をしてまで子どもを死なせたかった（のか）」という女性へのスティグマが強化されています。
・手術はかなりの負担。搔爬術は時代遅れ。
・現在のやり方は母体に安全と思えない、非人道的なやり方なため。また、そのやり方を未だにしていることが、女性をコントロールする意図であり、人権的に問題があるため。
・搔爬術は女性の身体にとっても危険であり、すでに安全な中絶法（投薬）があるのであればそれを阻む理由は何もないから。

・女性の権利の向上と、身体の安全のため。
・手術は女性の体への負担が大きいから。不妊治療の末に稽留流産し、何度も手術をしなければいけない当事者の声を聞く機会があり、こんな現状はおかしいと思っています。また、望まない妊娠の場合も女性の心身にだけ重い負担がかかるなんておかしいから。

中絶薬については身体的なリスクや痛みが軽減され、中絶が早期化されることへの期待も見られました。

・女性の体にかかる負担を減らしたい。
・手術による中絶よりも体に負担が少ない。手術待ちなどがなくなり早期に対応が可能であること、母体の負担が減るから。
・掻爬処理を受けたことがありますが、ガーゼを抜くのがすごく痛かったので。

医学の発達の恩恵を受けられないことへの憤りも示されました。

・より苦しみのある医療行為を行う根拠がまったくない。殺人犯だからといって、より旧式の医療をわざわざ使ったりしない。

・現代において、科学技術、医学が発達した中で、その手法が安全ではない方法しか提供されないことは、国家として怠惰だと思うし、女性の権利が認められていないことだと思う。そして、それは女性に限らず、現在の社会構造における全ての弱者の権利を認めない思想と等しい。中絶の安全な手段を整備することは、多様性や一人ひとりの生き方を肯定するために必要な手段だと思う。

男女の本質的不平等を突き、是正のためには負担の軽減が不可欠だとする意見も見られました。

・子供を産むかどうかは、女性の人生に関わるから。妊娠させたほうの男性は、正直気軽に逃げだせる。女性は自分の体に起こることだから逃げられない。

・女性自身のリプロダクティブヘルス&ライツが尊重され大切にされ、妊娠した女性の希望と意志を最優先にし、妊娠による身体や精神や人生全体を左右する重い負担を一方的にその女性に押し付けず、判断を選ぶときに差別コスト格差コスト敷居の高さ心的負担からフリーになって「本当のところ産みたいかどうか」のみでフラットに妊婦自身が望むことを叶えるためには、あらゆる選択肢に経済的コスト・アクセシビリティコストに束縛されずに可能な選択肢を出来る限り多様に、そして高いアクセシビリティで提供することが、男女の不平等を是正し、女性のみに押し付けられ抱え込まされ背負わされる負担を可能な限り軽減することが、ひいては、社会の平等性・公正さ・包括性・人間らしさを高めることで、他のあらゆるハンデ・障がい・経済格差・差別などをなくし、個々人の人間性と人権が尊重される倫理的社会の実現に寄与すると思うから。

本来自由であるべきとの意見も見られました。

・女性の選択肢を増やし負担を減らすため。妊娠するのもしないのも本人の自由だから。ただでさえ性交及び妊娠において女性の身体的経済的負担が多いのだから、その負担を減らせるなら減らすべき。
・女性の身体について決定する権利を持つのはその女性本人であり、誰しも安全に中絶を行う権利があってしかるべきであるから。そもそも、レイプなど重大な犯罪を理由にせずとも、中絶は自由に行われてしかるべきと思います。避妊は対策していてもいまだ一〇〇パーセントの方法はなく、また双方の理解と努力が必要ですが男性側が協力してくれなければ成功率は低くなり、女性個人でコントロールできることではありません。男性としても、覚悟もなく人の親になる義務が発生するよりは良いのでは。産むべきだと声を上げる人が代わりに育ててくれるわけでもないのですし。

「懲罰的」な医療の在り方への疑問もあげられています。

・現在の中絶処置は女性の体にとって負担が大きく、懲罰的。希望中絶に対して懲罰的な気持ちを持つ医療者も居て、それでセカンドレイプのような攻撃を受けた中絶経験者も居る。リプロダクティブヘルス／ライツの観点から中絶行為そのものを何か罰するように行うべきではないし、繰り返さないようなその後の教育や正しい避妊の知識を得ることが第一だと思います。

そもそも社会的規範とは別の次元で女性は「生」と向き合ってきたとすると共に、この問題は女性の権利だけではなく、すべての弱者の問題にも通じるとの指摘もありました。

・「誕生しようとしている命を殺すことはいけない」という倫理教育、宗教観念から、これまで中絶について思考が停止していた。最近『エトセトラ』というリトルプレスが面白くて、長田杏奈さん責任編集号（引用者注：特集「私の私による私のための身体」）を読んだことがきっかけで、中絶や性教育について調べたり考えたりするようになった。よくよく調べてみれば、太古の昔から、助産師さんが（中略）間引きをしたり、産んでも育てられないと判断した女性たちが、自ら危険な方法で堕胎をしてきた。女性は人として、倫理や宗教という社会を運営するためのフレームとは別の次元で、「生」と向き合い、シビアに判断してきた生き物だ。現代において、科学技術、医学が発達した中で、その手法が安全ではない方法しか提供されないことは、国家として怠惰だと思うし、女性の権利が認められていないことだと思う。そして、それは女性に限らず、現在の社会構造におけるすべての弱者の権利を認めない思想と等しい。中絶の安全な手段を整備することは、多様性や一人ひとりの生き方を肯定するために必要な手段だと思う。

なお、このアンケートの回答は必ずしも代表的なものではなく、偏りがあります。筆者のツイッターのフォロワー、ブログの登録者、フェイスブックの友だちが回答している可能性が高いため、元々フェミニズムの考え方になじんでいて、中絶薬に対して好意的で、従来の掻爬法に不満をもっている人が多数含まれていると考えられます。

それでも、血栓を心配する慎重論や「神が与えた命を人間が奪うことは許されない」という真っ向からの反論も一件ずつあったことを書き添えておきます。

†海外の女性たちの声

海外では、日本とは違って宗教的なタブーとして中絶の「スティグマ」が強い国が少なくありません。そのため、女性の権利と健康のために広く中絶を合法化している国でも、中絶について語りにくい国や文化があります。イギリスやアイルランドでも、「中絶」はなかなか語られなかったトピックだったそうですが、最近になって「もっと声を上げよう」と促すような動きも見られます。

「マイボディ・マイライフ」というイギリスのサイト（https://www.mybody-mylife.org/）では、現在約一五〇人の女性の中絶体験を読むことができます。

自分の選択に満足していると語っている女性が多い印象で、自分の体験をシェアすることで、のちに続く女性たちの参考にしてもらいたいという思いを語っている人も目立ちます。比較的新しい「薬による中絶」でどのような痛みがあったか（なかったか）とか、自分自身が経験するまで心配していた「テレメディシン」の実体験を披露している人もいます。

・一夜の関係で妊娠。私は進歩的な考えの持ち主で信心深くもないので、もしこんなことになったら、すぐに中絶すればいい、それでいい……と思っていました。でも実際は、正しいことだとわかっていても、意外に難しい決断でした。私の場合、予約をしてから薬が手に入るまで二週間もかかりました。それはあまりうれしくはなかったけど、自分の決断が正しいって確信するための時間を与えられたかもしれません。私は中絶についてちゃんと知らなかった自分に気づかされました。薬を飲んでも全然痛みはなく、ただ、たくさん出血して、三日後に流れました。それでもたいして痛くはなかったです。

・二回中絶しました。痛みについて……怖がらせたくはないですが、初めて薬で中絶したときの痛みはひどかった。二番目の薬を飲んでから約一時間後に生理痛よりもずっと強くひきつる感じがあって、湯たんぽと母のたくさんの愛と助けを借りて自宅のベッドで横になりました。痛みはどんどんひどくなり、ひきつりもひどくって、湯たんぽが一〇〇パーセントおすすめです！　とても重い生理のような出血があって、大量の血の塊を何度もトイレに流しました。痛みは眠りにつくまで四時間くらい続きました。翌朝目覚めると、痛みはすっかり消えていました。ネットで薬による中絶をした人の恐ろしい体験談をたくさん読んだけど、私の経験はどの話よりもマシでした。個人的には、薬による中絶は最も簡単な中絶方法だと感じました。もちろん、どんな中絶でも多少の痛みは伴うはずですが、耐えられる程度の痛みでした。この私の経験が、次に経験する人の助けになればと思います（二回目の薬による中絶は、痛みはずっと少なく、生理痛程度で終わりました）。あなたはとても勇気のある人です。頑張って！

†いのちの教育とフェイクビデオ

一九九四年にカイロ会議で「リプロダクティブ・ヘルス&ライツ」が定義され、日本にも一時期「リプロ」や「ジェンダー」といった概念が紹介されるようになりました。ところが、二〇〇〇年代前半の「性教育バッシング」「ジェンダーバッシング」によって状況は一転し、性教育の代わりに「いのちの教育」を受けた世代が今や大人になっています。「いのちの教育」を受けてきた世代の女性から中絶の相談を受けることもあるのですが、「中絶」に対するスティグマが私たちの世代以上に強いように感じることがままあります。そこでよくよく話を聞いてみると、「いのちの教育」の中で「中絶の道具から逃げ回る胎児」のビデオを観せられたという人たちが一定数いるようなのです。学校でその種のビデオを観てから、「中絶は最悪なもの」「残酷なこと」と思うようになったというエピソードが語られることがあるのです。

プロチョイスからプロライフに転向したバーナード・ネイタンソン医師が協力して、ドン・スミス博士が一九八四年に作った『声なき叫び』というフェイクビデオのことではないかと疑い、その特徴などを尋ねてみると、常にそれに当てはまります。そのビデオは、流産した胎児を用いてそれらしく作ったものだと言われていることや、そうした映像を撮るためにお腹の中のどこにカメラを置けるものかなどと指摘すると、みなさんはっとして「造り物」であることに気づくのです。

その種のフェイクビデオは、そもそも「中絶は悪いもの」と視聴者に感じさせることを目的として作られたものです。性教育バッシングのために、性教育が自粛される一方で、プロライフの豊富な財源を使って日本の学校に無料で配布されてくるのを、教員たちが深く考えることなく教材として使っているのではないかと私は疑っています。

その結果、意図せずしてアンチ中絶の「教育」を受けてしまった人たちのなかから、中絶に対して強い忌避感を抱くようになって、自分自身が意図せぬ妊娠をしたときに、中絶という選択肢を選べず苦しむ人が出ているように思います。

若い女性と話をする機会があるたびに「中絶について友達と話すことがある?」と尋ね

てみると、多くの人が「避妊のことは話しても、中絶の話はしない」と答えます。ＩＵＤを入れていることを誇らしげに語っている自称「意識高い系」の女性でさえも、「中絶の話はしにくいし、してもなかなか聞いてもらえない」と嘆いています。

一方、講演会で中絶のスティグマやタブーの話をすると、終わってから私のところにわざわざやってきて「実は私も……」と経験を打ち明けてくれる人は少なくありません。中には堰を切ったように話しだしてから、はっとして「私、このことを人に話したのは初めてです……」と打ち明けてくれた高齢の女性もいました。おそらく、「この人なら自分を攻撃してこない」と安心できる相手、安全な場所なら話せるし、話したい人も少なくないように思います。

中絶に至る経緯は人それぞれですが、「中絶の経験」を語ってはいけない、隠さなければいけないというプレッシャーを受けていることは中絶を経験した人の共通体験であるように思います。言い換えれば、中絶経験者は中絶そのものが終わってからも「中絶のスティグマ」を体験し続けているのです。

第四章

安全な中絶

人類は古代より、呪術に頼ったり、各種の薬草や毒物を服用したりすることから始まり、冷水に浸かったり、動物の背に揺られたり、腹を激しく揉んだり、膣から異物を挿し込んだりする物理的刺激に至るまで、様々な方法を用いて、産みたくない妊娠をどうにか制御しようとしてきました。しかし近代医学が発展するまで、長らくこれという決定打はありませんでした。

一九世紀後半の医療技術の発達によって、ようやく人類は、何千年もの歴史で行われてきた種々の方法に比べて、はるかに安全かつ確実に妊娠を終わらせることができる外科的中絶法を手にしました。医療器具の発達と消毒と麻酔の発明によって、子宮の中身を外科的に除去することが可能になったのです。

この変化を「第一次中絶革命」と呼ぶことにします。

†中絶と女性解放運動

一方、海外では二〇世紀後半以降、妊娠をより良く管理できる避妊の技術が急速に発達し、普及しました。まず一九六〇年のアメリカで、世界初の経口避妊薬エノビッド（当時は、「ザ・ピル」と呼ばれました）が発売されます。女性が自分一人で避妊できるこの経口薬は一大センセーションを巻き起こし、当時の各国の女性解放運動の担い手たちはピルの合法化を重大な獲得目標に掲げます。ほとんどの国の女性たちは、まず避妊ピルの獲得を目指し、それに成功すると、次に中絶合法化運動に進みました。

エノビッドが合法化されたことは、家族計画や生殖に関する選択についての国民的議論の分水嶺となりました。なにしろ、当初のピルはホルモン含有量が多く、副作用が強いことがほどなく明らかになったのです。

そのとき、アメリカの女性たちは単に薬のボイコット運動に走るだけではすませませんでした。女性たちは「ピル」は私たちのものだと考えて、食品医薬品局（FDA）に情報の開示を求め、結果的に製薬会社はピルの低用量化の努力を強いられることになりました。[1]

ピルの普及は女性解放運動の初期の勝利と見なされ、中絶もまたこの急成長する運動の中で重要な課題として浮上しました。一九六〇年代と一九七〇年代の多くのフェミニスト活動家にとって、女性が自分の生殖機能をコントロールする権利は、男女平等という大きなテーマと切り離せないものになったのです。[2]

イギリスでは、ピルの導入も中絶の合法化も速やかに進みました。一九六一年に家族計画法で国民保健サービスを通じた「家族計画《バースコントロール》ピル」が提供されるようになり、[3]一九六七年には妊娠中絶法が成立し、翌年から施行されました。

英国中絶法は、妊娠を継続すると「女性自身の生命、身体的健康、精神的健康」が脅かされる場合と、すでに生まれている子どもの生命と心身の健康が脅かされる場合や胎児障がいがある場合に、二名の医師の同意を得れば妊娠二四週までは中絶できるというもので、当時としてはかなり画期的な法律でした。[4]

フランスでは、家族計画運動によって一九六七年にピルが合法化されたあと、一九六〇年代から一九七〇年代にかけてフランス女性解放運動（ＭＬＦ）が組織され、中絶の合法化に向けた活動を開始しました。一九七一年に作家のシモーヌ・ド・ボーヴォワール、小説家のフランソワーズ・サガン、女優のカトリーヌ・ドヌーブなどが自らの中絶体験を公表した「三四三人のマニフェスト」は社会にインパクトを与え、一九七五年のヴェイユ法（当時の厚生大臣シモーヌ・ヴェイユの名に基づく）の成立に至ったと言われています。[5] ヴェイユ法は五年間の時限法でしたが、一九七九年に恒久化されました。

†ポッツ博士へのインタビュー

このように、一九七〇年代に次々と中絶が合法化された西欧の医師たちは、安全な中絶手法を求めて国際的に交流するようになります。そうした医師の一人で、邦訳された『文化としての妊娠中絶』の著者として日本人にも知られるマルコム・ポッツ博士[6]に、二〇二一年の秋、私はオンラインでインタビューする機会に恵まれました。

ケンブリッジで学位を取得したポッツ博士は、ロンドン北部の忙しい病院で勤務し始めましたが、中絶が違法だった当時、当直に入るたびに不完全流産の患者に対応しなければならなかったそうです。最初は自然流産か、違法の中絶の結果かといぶかしんでいたのですが、ある日、そうした患者の一人の処置をしていたときに、一緒にいた麻酔医から「こうした患者のほとんどが誘発流産の結果だ」と教わって「ひらめき」を得たと言います。

中絶法改正協会（ＡＬＲＡ）の存在も知り、同協会の支援を受けて東欧を訪問し、ユーゴスラビアの産婦人科医から、電動ポンプと小さな金属製のカニューレを使って五分間で子宮内容物を摘出する方法を伝授されました。イギリスのテレビ・インタビューでこの経験を話したところ、年配の産婦人科医師たちは「そんな簡単に中絶ができるわけはない」と地団太を踏んで怒ったため、自分の経験を吹聴するのはやめたそうです。

その後、ポッツ博士は栄誉も収入もあるキャリアを捨ててロンドンの国際家族計画協会の初代メディカル・ディレクターになり、世界中を旅して回りました。日本も訪れ、加藤シヅエさんとも知り合ったそうです。

博士が自分の使命を痛感したきっかけのひとつは、ヤミ中絶で感染症にかかって子宮を全摘し、壊死《えし》した両手の指先を切断するはめになった女性患者を南米で目の当たりにしたことだったといいます。「子宮も手も失った若い女性がこれからどんな人生を歩んでいくのか……」と大きな衝撃を受け、安全な中絶の必要性を胸に刻んだそうです。

ポッツ博士はアメリカの家族計画連盟の会長であるアラン・ガットマッハー教授とともに全米も回りました。すると思いがけないことに、一九七〇年にニューヨーク州で安全な中絶が合法化され、ハーヴィー・カーマンがニューヨークに移ってきたのです。

†第二次中絶革命

西海岸で違法な中絶手術を行っていたカーマンは、大きな注射器と小さなプラスチック製カニューレを使って、最小限の不快感で子宮内容物を排出する方法を編み出していました。ポッツ博士はユーゴスラビアでの真空吸引の経験を思い出し、これは画期的な発明だと即座に思ったそうです。その数日後、ポッツ博士は権威のある医学雑誌『ランセット』にカーマン式カニューレを使った手動吸引法（ＭＶＡ）について説明する短報を書きました。
「私は過去六五年間に二〇〇〜三〇〇の科学論文を発表してきましたが、ハーヴィー・カーマンとの共著で書いたあの論文が最も重要だったと思っています。MVAはしごく常識的な発明だったのです」とポッツ博士は感慨深げに述べていました。インタビュー中にポッツ博士は、おもむろに手動吸引器を取り出して、取っ手を引っ張るしぐさをしてみせ、「とても簡単で、一回もやれば誰でもマスターできる」とちゃめっ気たっぷりにほほえみました。

博士をはじめとする熱心な欧米の医師たちは、すでに中絶が合法化されていた東欧圏から吸引の技術や局所麻酔法を学び、アメリカで考案された柔軟なプラスチック製で安全かつ有用なカーマン式カニューレを組み合わせた吸引法を精力的に広めていきました。

当時、西欧諸国では発売されたばかりのぴかぴかの電動吸引機が人気でしたが、ポッツ博士は女性にとってより快適で途上国でも使える手動吸引器を重視しました。電動・手動ともに経験の乏しい人でも安全に中絶を行える吸引法は、それまでの掻爬法に置き換わって一九七〇年代の欧米の合法的中絶におけるゴールド・スタンダードになります。

一九七三年に全米で中絶を合法化した最高裁の「ロー対ウェイド判決」の判決文にも、

一九七〇〜七一年にアメリカ一二州で行われた合法的中絶の大半が吸引で行われたと記されています。この劇的な変化を「第二次中絶革命」と呼ぶことにします。

†第三次中絶革命

その後も中絶方法の改善は続きました。第三次中絶革命は一九八〇年代末から始まり、今現在も世界各地で進行中です。一九八〇年代にフランスで人工流産薬RU486（ミフェプリストン）が開発され、子宮収縮剤と併用することで、妊娠初期なら九六パーセントも安全に中絶ができることが確認されたのが発端です。

ところが、発売を目前にした一九八八年のフランスで中絶薬の倫理性をめぐる強い反論が巻き起こります。親会社がかつてドイツのナチスと関係していたために、不買運動が起こりかけたのです。製薬会社はいったん市場から撤退しかけましたが、時のフランスの厚生大臣は「この薬は女性の倫理的資産である」と擁護して、無事に発売にこぎつけることができました。ただし、フランスで論争が起きているあいだに中国が先に承認したため、フランスは世界で二番目の中絶薬承認国になりました。

ミフェプリストンの作用で、妊娠を維持するために必要な黄体ホルモンが抑制されるため妊娠が終わり、胎盤が子宮内膜からはがれ落ちます。一〜二日後、ミソプロストールという子宮収縮薬を用いることで妊娠組織は排出されます。この二種類の薬を用いた内科的中絶（Medical Abortion＝MA）は、妊娠一二週未満の初期中絶であればおおむね九五パーセント以上の確率で成功します。

ミフェプリストンとミソプロストールを同梱した「コンビパック」の形で製品化されることも多く、日本でラインファーマ株式会社が二〇二一年一二月に承認申請した製品は、妊娠九週まで使えるコンビパックです。

一方、一九八〇年代の南米では、ブラジルの女性たちが胃潰瘍の薬ミソプロストールの子宮収縮作用を発見して、この薬を使って中絶できることを口コミで広げました。その結果、ヤミ中絶で死ぬ女性が激減したといわれています。

ミソプロストールは安価で有用な薬であるため、ほとんどの国で胃潰瘍などの治療薬として承認済みです。ミフェプリストンが未承認であったり、高すぎるなどの理由で使えない場合には、ミソプロストールだけを単独でくり返し服用することで妊娠を終わらせることも可能です。以前はくり返し服用する回数が制限されていたので成功率は八〇パーセント台にとどまっていましたが、最近、国際産婦人科連合（ＦＩＧＯ）などが回数制限を撤廃したため、成功率は上がっています。

中絶薬の登場によって、「中絶」のイメージは大幅に塗り替えられました。妊娠のごく初期の中絶（人工流産）は、通常の重い月経にそっくりであることがくり返し証言されています。実際、ＭＡでは自然流産とまったく変わらない経過をたどります。たいてい月経痛に似た腹痛があり、吐き気や嘔吐、頭痛、発熱、下痢などの副作用を伴いますが、薬で対処できないほど重篤になることはほとんどなく、たいてい翌日には症状は治まります。

中絶手術に代わりうる経口中絶薬の登場は、まさに「第三次中絶革命」の名にふさわしいものです。ミフェプリストンは一九九一年にイギリスが三番目の承認国になり、二〇〇〇年までに世界二〇カ国以上が承認、ジニュイティ・ヘルス・プロジェクトの調べでは、二〇二一年一〇月時点では八二カ国・地域が承認しています。[7]

カトリックの影響が強い国々でも、このところ次々と中絶が非犯罪化されています。たとえば、二〇一七年にチリで一部中絶が非犯罪化され、二〇一八年にはアイルランドで胎児の生命権を保障していた憲法修正条項を国民投票で撤廃、二〇一九年には英連邦の北アイルランドで中絶を解禁、二〇二〇年にはニュージーランドで中絶を非犯罪化、二〇二一年には韓国で刑法堕胎罪が無効化され、エクアドルとアルゼンチンで規制が緩和されたほ

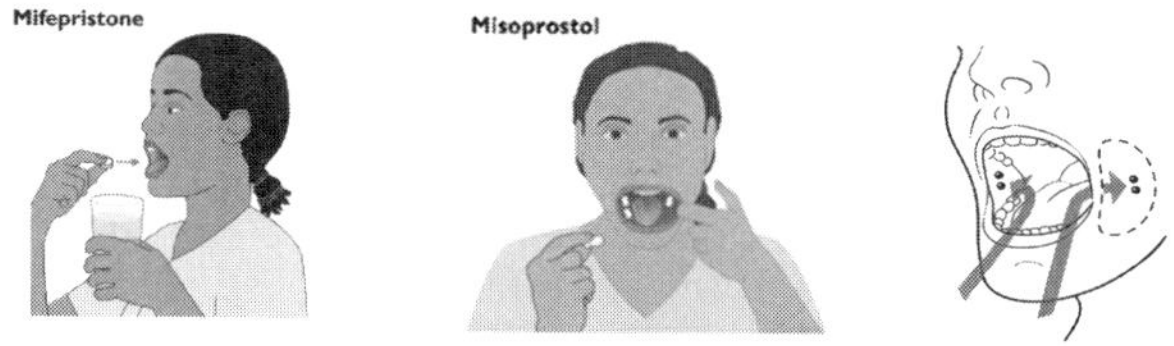

4－1　ミフェプリストン１錠は水で飲みこみます。１～２日後にミソプロストールを下の歯茎と頬のあいだに左右２錠ずつ置いて30分間かけて溶かします。資料提供：Women Help Women

か、メキシコでは堕胎罪に違憲判決が下されました。

薬による中絶が可能になったことは、WHOが二〇二〇年三月にCOVID－19のパンデミックを宣言した際に、世界の中絶に画期的な変化をもたらすことになりました。WHOの宣言直後、国際産婦人科連合（FIGO）はコロナ禍の緊急対応として、オンライン診療で中絶薬を処方し、本人に自宅で服用させる「自己管理中絶」を推奨したのです。

その一年後の二〇二一年三月に、FIGOはイングランドやウェールズで一年間実施してきた結果のデータや、すでに二〇一五年からオーストラリアで使用されてきた経験などに基づき安全性が立証されたとして、この方法を「恒久的」を推奨するようになりました。遠隔医療（テレメディシン）による中絶サービスは、安全で有効であるばかりか、プライバシーも守られ、コスト効果も高い優れた方法だと評価されたのです。

こうして世界では、今や遠隔医療による「自己管理中絶」が科学的エビデンスに基づいて推奨されるようになりました。「自己管理中絶」とは、中絶を求める人が電話やインターネットを用いて医療専門家のオンライン診療を受け、オンラインで薬を処方してもらう遠隔医療によって薬を自宅で受け取り、自分の裁量で服薬して、その結果を自分で見極めて医療サービスを要するかどうかも自分で判断するというものです。

今や中絶は、WHOが推奨する方法を用い、妊娠期間に適した方法で行われ、中絶提供者が必要な知識と技術を有していれば安全だと考えられています。安全な中絶は、錠剤（中絶薬）を用いることもあれば、外来での簡単な処置で行われることもあります。二〇二二年三月に発行されたWHOの『中絶ケア・ガイドライン』では、安全な中絶方法は、中絶する当人の価値観や好みに沿って提供されなければならないとされています。

一九九〇年代半ばには、まだ「できるだけ避けるべきもの」とされてきた中絶が、最近では「安全な中絶は女性の権利」と国連の人権規約に書きこまれるまでに変化しています。その裏には、WHOによる「安全な中絶」の定義や、中絶医療に関して全世界で検証されてきた科学的エビデンスの積み重ねがあるのです。

WHOが『安全な中絶』というガイドラインを出したのは二〇〇三年でした。このガイドラインの中でWHOは妊娠の初期と中期以降のそれぞれについて、「安全な中絶」方法を具体的に示しました。その後の変遷を、以下、確認しておきましょう。

二〇〇三年の時点では、妊娠初期については吸引法と呼ばれる外科的手段と、妊娠九週までに限って中絶薬（ミフェプリストンとミソプロストールの二種のコンビ薬）を用いる内科的中絶の二つが安全な方法だとされ、拡張搔爬法（D&C）は安全な方法を使えない場合の代替法に位置付けられました。

二〇一二年に改訂されたガイドライン『安全な中絶 第2版』では、D&Cは古く廃れた方法とされ、より安全な吸引法や内科的中絶に置き換えるべきだと位置づけが変わりました。また、このときから中絶薬を使える妊娠週数の制限は解除されました。

中絶薬ほど安全性と有効性が詳しく調べあげられた薬はないと言われています。一九八八年に中国とフランスで最初に解禁された中絶薬ミフェプリストンは、全世界の研究者によって吟味され、知見が積み上げられていった結果、二〇一五年にはWHOの必須医薬品補完リストに入り、二〇一九年には必須医薬品コアリストに収載されるようになりました。WHOが二〇一八年に発行した『中絶の内科的管理』というガイドラインでは、医療従事者の直接的な監視下でなくても、本人だけで安全に中絶薬を服用することも、中絶後に本人が自分で検査薬を使って妊娠の継続の有無を判定することも可能だとしていました。

COVID‐19のパンデミックが発生したとき、「自己管理中絶」に熱い期待の目が注がれたのも自然の成り行きでした。しかし、二〇二〇年三月二三日にちょっとした事件が起こりました。イギリスで電話や通信機器を使った「遠隔医療」で中絶薬を処方し、女性が自宅で服用する方法が解禁されたというニュースが流れたとき、国の担当者が「誤報だ」として否定したのです。

翌日、英国王立産婦人科協会（RCOG）などが「遠隔医療による中絶薬の自己服用」を求める声明を出し、二七日の金曜には世界規模のウェビナーで避妊や中絶に関する専門家たちの話し合いが行われることになり、何千人もの人びとがそれを視聴していました。

日本では深夜に行われた話し合いでしたが、私も一体これからどうなるものかと、ハラハラしながらオンラインで観ていました。明らかに中絶薬の遠隔医療解禁を求める意見が優勢でした。すると早くも週明けの三月三〇日に、国際産婦人科連合は、パンデミック下での中絶薬のオンライン処方と自己管理中絶は感染リスクを減らし医療への負担を減らす方法だとして、推奨する旨を発表したのです。

二〇二〇年六月にWHOが発行した「セルフケア・インターベンションの勧め」でも、薬による中絶の自己管理は「非侵襲的」で「コストを下げる」「(倫理的に)許容できる」「自律を高める」方法であるとして推奨されています。

†吸引法とは

一方、WHOが妊娠初期の安全な外科的中絶法としてきたのが吸引(法)です。吸引にはバキュームクリーナーの要領で子宮の中身を吸い出す電動吸引機を用いる方法と、吸い出す力が比較的弱い大型の注射器のような手動吸引器を用いる方法の二つがあります。

電動吸引機は日本でも一九七〇年代頃から一部の医師が導入してきましたが、子宮内部に挿し込むカニューレと呼ばれる管は金属製のものでした。欧米では一九七〇年前後に中絶が合法化された時点で、電動・手動のどちらの吸引法でも先に述べたプラスチック製のカーマン式カニューレが採用されました。

ポッツ博士が「二回もやればマスターできる」と証言していたように、手動吸引法はより簡便で安全な方法なので、取り扱える職種も増えます。国際助産師連盟（ＩＣＭ）は、中絶薬の処方と手動吸引による中絶は助産師もマスターすべきだとしています。

ＷＨＯが二〇二二年三月に発行した新『中絶ケア・ガイドライン』では、Ｄ＆Ｃは「使わないこと」を奨励している一方で、妊娠一四週未満の吸引は電動式、手動式の別なく看護師や助産師でも十分安全に使える方法だとしています。

†日本にすでにある中絶薬

実は日本でも、ミソプロストールはサイトテックという商品名で胃潰瘍や十二指腸潰瘍の治療薬として承認されています。さらに、二〇二二年三月にＷＨＯが発行した新ガイドラインでは、レトロゾールとミソプロストールを併用する方法も新たに提奨（弱い推奨）されるようになりました。

レトロゾールは、閉経後の乳がん治療薬として日本ですでに承認を受けている薬です。もしミフェプリストンが承認されなくても、すでに日本で承認されているレトロゾールとサイトテックを組み合わせることが許されれば内科的中絶を行うことは可能になります。

しかし、日本ではこれらの薬の認可外の使用ができないために、中絶にも流産の後処置にも使えません。ミソプロストールが流産の後処置や、出産後の弛緩出血に有効な薬として海外では重宝されていることを思うと、こうした転用ができないのは非常に残念です。日本でも、医師の裁量で認可外の用途に承認薬を使用することは可能なのだそうですが、認可外の使用ではトラブルがおきたときに救済手段がないため、医師たちは手を出したがらないようです。日本でも、中絶や流産後の処置を外科手術ではなく薬でできるように検討していくべきではないでしょうか。今後の課題だと思われます。

†中絶観が変わる海外

世界では中絶薬の安全性が確立し、普及していくにつれ、「中絶」に対する見方そのものも大きく変わってきました。一九九四年にカイロで開かれた国際人口開発会議（ICPD）で議論されていた頃の中絶観からも、すでに大きく変化しているのです。

二一世紀に入ってからWHOなどが妊娠初期の中絶をユニバーサル・ヘルス・カバレッジ（すべての人が必要とする医療サービスを必要な時に必要な場所で経済的な苦労をせずに受けられること。UHC）の対象とするまでになったのは、おそらく「中絶」の方法として薬が主になり、より早期に、より安全に行えるようになったことと無関係ではないでしょう。

それに比べて、今現在の日本がどのような立ち位置にあるのかを以下で簡単に検討してみます。

国連では、ここ数年のあいだに女性と少女の中絶の権利が強調されるようになっていいます。二〇一六年の国連社会権規約第一二条（性と生殖に関する健康権）に関する一般勧告二二号では、「女性と少女が安全な中絶サービスと質の高い中絶後のケアを受けられることを保障し、女性が自らの性と生殖に関する健康について自律的に決定する権利を尊重する」ことが書き込まれました。

二〇一九年の国連自由権規約第六条（生命への権利）に関する一般勧告三六号にも、「女性又は少女が中絶にアクセスすることを否定する障壁を撤廃する」ことや、「科学的根拠に基づいた情報及び教育、並びに様々な手頃な価格の避妊方法へのアクセスの確保」、「スティグマの防止」などが書き込まれました。

中絶の権利は、もはや揺るぎない「人権」なのです。さらに上記を自由権規約に書き込む前提として、国連では「人権」がどの時点で成立するかについても議論が行われました。その結果、二〇一七年の国連人権理事会において、これまでも、そしてこれからも「人権」とは「生まれたあとの人間」のみが有するということも確認されました。そうなると、

「胎児生命」の保護を理由に女性の人権を制限する日本の刑法堕胎罪は、女性に対する差別であり権利侵害にほかならないことになります。

†WHOの推奨する安全な中期中絶の方法

WHOは『安全な中絶 第2版』までは、妊娠一二週を境目にした中期中絶のために、薬による内科的中絶（ミフェプリストン及びミソプロストールというふたつの薬を用いるか、ミソプロストール単独で複数回使用する方法）とD&Eと呼ばれる外科的中絶をともに推奨していました。

しかし、WHOの二〇二二年の『中絶ケア・ガイドライン』では、妊娠一四週以上について外科的手法のD&Eは「強い推奨」を受ける一方で、内科的手法は「提奨（弱い推奨）」に格下げされています。すでに述べた通り海外の標準的な外科的中絶では、妊娠初期は吸引（手動吸引MVAまたは電動吸引EVA）を用いますが、妊娠中期以降は頸管拡張材で物理的にまたは薬を使って子宮口を開いておいて、鉗子や吸引で物理的に子宮内容物を取り出すD&Eと呼ばれる手術が行われます。

D&Eは、妊娠週数が長くなり、胎児が大きくなるほど、医師にとっては心理的に酷な手術になるため、良心的拒否権を行使して「自分は行わない」と宣言している医師も少なくありません。その一方で、「女性の健康のために必要だ」と信じてD&Eを（しかも妊娠のかなり後期まで）引き受けている医師たちもいます。

特に、一〇代で妊娠した場合などに、心理的な負担を考慮して、通常は行わない全身麻酔をあえて用いてD&Eを行ったりする例もあるようです。女性を守るために、医師が犠牲になっているのです。ところが、日本では少々事情が異なるようです。

補論3　中期中絶とはなにか

日本では妊娠満一二週から二一週六日までが合法的に中期中絶を受けられる期間です。中期中絶は、避妊でも、緊急避妊でも、早期中絶でも防ぐことのできなかった意図せぬ妊娠を終わらせ、望まない出産を回避するためのまさに最後の砦です。

妊娠中期に入ると、もはやまぎれもない「胎児」に育っています。骨も形成され、日々、赤ん坊らしさが増していきます。中期に入ってから中絶をする必要が生じたら、患者と医療者の双方のためにできるだけ早いタイミングで実施できることが望まれます。

中期中絶を受ける理由は人によってさまざまですが、一人ひとり話を聞いていけば誰もがやむをえない事情を抱えているものです。明らかに性教育が不足しているために、知識がなくて妊娠に気づかないまま妊娠中期に至ってしまう人もいます。そもそもどうして彼女たちが望まない妊娠に至ったのかということに思いを馳せれば、決して当人だけが責められるべき問題でないことは間違いありません。彼女たちはむしろ犠牲者であり、被害者であるとさえ言えるのです。

それでも、まだ中絶可能な時期に気づくことができれば救われる道もあるのです。中絶できずに望まない出産に至ったり、そのあげくに子殺しの罪に問われたりすることになる女性たちもいるという悲しい現実もあるからです。女性には中期中絶が必要なこともあるし、安心して安全な中期中絶を受けられることは女性の権利です。

なお、日本は海外に比べれば中期中絶が比較的少ないほうです。海外では中期中絶の比率は一〇〜一五パーセントですが、二〇一八年の日本の中期中絶の比率は全中絶の五パーセントでした。それでも、ここ数年間の日本の中絶件数は年間一五万件程度なので、その五パーセントは年間約七五〇〇人、一日にすると二〇人が国内で中期中絶を経験していることになります。

日本では、中期中絶は女性の心身に相当な負担を与えるものだと従来から言われてきました。分娩法、お産と同じような方法などと言われる通り、人工的に陣痛をつけて流産させる方法が基本的に用いられているためです。

しかし、日本の中期中絶の方法は海外で推奨されている方法とは異なります。日本では中期中絶においても、WHOの「安全な中絶」が導入されていないという現実があるのです。

日本の中期中絶でよく使われているのはゲメプロスト（販売名プレグランディン膣座薬）です。膣座薬とは、膣の中に薬を入れ、粘膜から成分を吸収させる薬です。これを複数回用いることで、陣痛が起こるのを待ち、子宮の中身を分娩（人工流産）させるのです。

日本の中期中絶では、上述の膣座薬を入れる前処置として、十分に「頸管拡張」することが大事だとされています。頸管とは子宮と膣のあいだをつないでいる部分で、妊娠中は子宮から胎児が外に出てこないように頸管は固く閉じています。その部分をできるだけ広げることで胎児を外に出しやすくするのが頸管拡張という処置です。

頸管拡張のためによく用いられるのは、水分を含むと大きく膨らむラミナリアやダイラパンと呼ばれる棒状の医療器具です。それを頸管に挿し込み、徐々に本数を増やしていくことで広げるのですが、挿入するときも、抜去するときも、相当な痛みを伴うと言われています。挿入されているあいだじゅう不快感があり、かなり激しい痛みが続く人もいます。

一方、補論2で日本ではD&Cと混同されることがあると述べたD&Eという外科手術は、海外では安全な中期中絶の方法だと考えられています。この方法でも「頸管拡張」を行ってから、子宮内容物を物理的に取り除くという形で行われます。

海外でも、妊娠週数が進んだ場合の頸管拡張には日本と同様にラミナリアやダイラパン等の浸透性拡張材が使われることもあります。しかし、比較的早い段階ではミソプロストールのみで対処することが少なくありません。ミソプロストールには、もともと頸管を柔らかくする作用があるためです。二〇二二年のＷＨＯガイドラインでは、中期中絶では薬のみの場合もＤ＆Ｅでも、常にミソプロストールを使うことが推奨されています。

日本で中期中絶に使われているプレグランディンと、海外で（ミフェプリストンと組み合わせて、または単独で）中絶薬として用いられているミソプロストールは、どちらも陣痛を誘発する作用をもたらす点は共通しています。

プレグランディンとミソプロストール単独による中期中絶の効能について比較した研究もあります。その研究では、どちらも同等の効果があることが確認されていますが、プレグランディンは高価で室温で保管できないので、ミソプロストールの方を採用すべきだと結論しています。[1]

先に述べた通り、ミソプロストールは日本でもすでに胃潰瘍等の治療薬（商品名サイトテック）として承認されています。もしサイトテックを中絶に使えるならば一回投与分で百数十円しかかかりません。一方、プレグランディンの薬価は一個で約四〇〇〇円です。

どちらの薬も流産が始まるまでくり返し投与することになっており、プレグランディンを仮に三回用いたとすると一万円以上の費用がかかりますが、サイトテックを三回投与しても四〇〇円程度ですむことになります。

ラミナリアは一ダース一万円弱で決して安くはないため、頸管拡張をやめて安いサイトテックを使えば、中期中絶のコストが大幅に下がることは間違いないのです。しかし、日本では製薬会社の側から承認申請が出され承認されないかぎり、それ以外の用途に用いるのは難しいと言われています。国民の健康と権利を守っていくためには、国の側が主導して、安全で効果が高く、より安価な薬を導入していく必要があります。

すでに述べた通り、日本では、中絶医療は健康保険が基本的に使えないため医師が自由に価格を設定できます。そこで中期中絶はいくらくらいで行われているのか、検索サイトで「中期中絶」を検索し、最初のほうに現れたクリニックの広告（宣伝のために、検索画面の上位に提示されるように検索サイトに広告代を支払っているリスティング広告と呼ばれるものが多い）を調べてみました。

中期中絶の料金を明示している五カ所の料金を見ると、最低が「三三万円〜」、最高が「五〇〜五五万円」で、ほかの三カ所は四〇万円強に設定されていました。そのうちふたつのクリニックでは、中期中絶の料金提示とともに「出産育児一時金」が支給されることを説明していました。

出産育児一時金とは、健康保険をかけている女性が出産したときに、分娩費用の補助として健康保険組合から支給される保険金のことです。分娩費そのものは一九二〇年代から支給されており、一九四八年七月の健康保険法では分娩費（最低保障額一〇〇〇円）と哺育手当金（分娩後六カ月間月一〇〇円）が支給されることになりました。

一九九四年から、この分娩費と哺育手当を合わせたものを出産育児一時金として一律三〇万円が支給されることになりました。健康保険に加入している女性は自分の保険組合から支給されますが、保険加入者（夫／父）の被扶養者（妻／子）が出産したときも同様に家族出産育児一時金が支給されます。

この出産育児一時金は、死産の場合（人工死産である中期中絶を含む）にも支給されます。現在は約四〇万円で、前述の中期中絶料金はこの一時金より少し高いくらいに設定されているケースがよく見られます[2]。

この制度は、たしかに当事者にとっては経済的に助かるものですが、妊娠一二週未満の初期中絶には支給されません。二〇二〇年七月、この制度を悪用して、妊娠一二週まで待てば格安で中絶を行うとインターネットで宣伝し、全国から患者を集めて一時金を着服していた医療機関があったことが内部告発で暴かれて問題になりました。妊娠週数が進めば進むほど女性にとってのリスクは高くなるため、そのように中絶を先延ばしするのは明らかに医師のモラルに反しています。

一時金を着服していたのは明らかに悪質なケースだったとしても、この制度があるために、通常のクリニックで何が起こりうるか、少し考えてみてください。

仮に初期中絶は一〇万円、中期中絶は四〇万円と価格設定しているクリニックであれば、女性は一一週六日までに中絶をするなら一〇万円の自己負担になりますが、一二週〇日以降に中絶するなら一時金のおかげで実質無料になります。そうなると、この制度のために、中絶を先送りする女性が出てくる可能性はありそうです。

逆にクリニックの側から見れば、お金のない女性は一二週以降に回せば料金の取りっぱぐれがないということになり、これまた中絶を先送りしたほうがよいという判断になってしまいます。くり返しになりますが、妊娠週数が進めば進むほど中絶のリスクは高まるのです。出産育児一時金制度のために、女性のリプロダクティブ・ヘルスが犠牲にされてはなりません。

初期中絶も、掻爬をやめてより安全性の高い中絶薬が手軽に手に入るようになれば、中絶自体が早期化され、スティグマも弱まっていくと期待されます。中期中絶についても、製薬会社や医療器具メーカーに金をつぎ込むのはやめて、その分でカウンセリングを充実させるなど、女性の健康と権利を保障する制度に変えていくことが望まれます。

産婦人科医には、真の意味でのリプロダクティブ・ヘルスケアの担い手になってほしいと思います。女性ばかりが痛みや苦しみを負わされ、中絶のスティグマが温存されていく仕組みから脱却していくべきです。

第五章

性と生殖の権利

私たちの日常生活で「人権」という言葉はどのように用いられているでしょうか。

小中学校で標語として使われる「一人ひとりの人権を尊重しましょう」とか、障がい者、高齢者、患者、子ども、女性など「マイノリティ」に対する差別問題について「人権侵害を許さない」とコメントするなど、一般に人権は守るべきもの、侵害してはならない大切な規範と考えられていると思います。

しかし改めて「人権とは何か」と言われると、すぐさま答えられる人ばかりではないだろうと思います。なにしろ、どうやら日本人は海外に比べて「人権」についてきちんと十分な教育を受けていないようなのです。

イプソス社の行った「2018年人権の状況」という調査では、世界二八カ国における人権意識について明らかにしています。[1]「人権全般についてあなたはどの程度知っていますか?」という設問に対して、日本人は「かなり/まあまあ知っている」が一八パーセント、「分からない」が一七パーセント、「ほとんど/全く知らない」が六五パーセントで、知っている人の割合は最下位でした。

世界の平均は「知っている」五六パーセント、「分からない」五パーセント、「知らない」三八パーセントです。日本に次いで知っている人の少なかったベルギーでも「知っている」三八パーセント、「分からない」一六パーセント、「知らない」四七パーセントで、知っていると答えた人の割合は日本人の倍でした。日本人はあまりにも「人権」について「知らない」という現状が映し出されています。

世界経済フォーラム（World Economic Forum ＝WEF）が二〇〇五年から毎年発表しているジェンダー・ギャップ指数は各国の男女格差を示す指標です。この指標でも、二〇二一年の日本は一五六カ国中一二〇位で、先進諸国で最下位であるばかりか、アセアン諸国の中でも最も低いランクでした。人権とジェンダー平等を土台とした包括的性教育を導入する必要性を改めて感じさせられます。

そこで、本章では、男女平等思想の始まりから、二〇世紀後半以降の「女性の人権」の進展について確認しておきましょう。

†近代の人権～戦前まで

人は誰しも生まれながらにして平等に権利を有しているという人権の概念は、一七世紀から一八世紀にかけてのヨーロッパ啓蒙思想の中で育まれ、一七七六年のアメリカ独立宣言と合衆国憲法、一七八九年のフランス人権宣言（人と市民の権利の宣言）などでも表明されてきました。しかし、当時の「人権」とは白人の成人男性同士の平等を念頭に置いたもので、長いあいだ女性や有色人種の人々を「人」とはみなしていなかったのです。

それを見抜いたオランプ・ド・グージュは、フランス人権宣言の「人（オム）」には男性しか含まれないことを批判して、「女性と女性市民の権利の宣言」という文書を書き上げました。しかし、グージュの言動は反革命的だとして断罪され、見せしめとしてギロチンで処刑されてしまいました。

アメリカでも、連邦レベルで女性が参政権を得たのは一九二〇年、黒人の公民権運動を経て女性解放運動《ウィミンズリバレーション》が繰り広げられたのはその半世紀後です。国によって違いはありますが、女性の権利が認められ始めてから、まだ一〇〇年程度しか経っていないのです。

†世界人権宣言と人権規約

「だれにでも、いつでもどこでも同じ人権」を初めて明記したのは、第二次世界大戦後、一九四五年に五一の加盟国で発効された国連憲章と一九四八年の世界人権宣言でした。

人権宣言の前文では「人類社会のすべての構成員の固有の尊厳と平等で譲ることのできない権利を承認することは、世界における自由、正義及び平和の基礎である」とされ、各国の事情や文化にかかわらない世界の「共通の基準として」の人権が想定されています。ところがこのときは、「男女の同権」や「性（やあらゆる属性）による差別の否定」は掲げられながらも、「女性固有の人権」については考えられていませんでした。

それでも、一九四五年に五一カ国の加盟国で発効された国連憲章と一九四八年の世界人権宣言は「男女の同権」を謳っており、日本も批准しています。

世界人権宣言に定められた人権に法的な拘束力を持たせるために、一九六六年に「経済的、社会的、文化的権利に関する国際規約（社会権規約、またはA規約）」と「市民的及び政治的権利に関する国際規約（自由権規約、またはB規約）」というふたつの国際人権規約が採択されました。日本もこのふたつの規約を一九七九年に批准しています。

人権規約がふたつに分かれているのは、社会権と自由権の性格が異なるためです。社会権とは、人間らしい生活を送るために国民が国から保障されるべき諸権利を指しています。たとえば、「生存権」や「教育を受ける権利」、「勤労権」などで、国家に何らかの施策を行うことを要求する国民の権利のことです。「社会権」については国家の積極的措置に依存しており、多くの場合、国の財政的能力に応じて漸進的に進めることになります。

一方の自由権とは、国民が他者に束縛・干渉されることなく個人として自由に考え、行動することを保障する権利のことで、具体的には「精神の自由」「人身の自由」「経済活動の自由」などが入ります。「自由権」は国家に権力行使の抑制を求める権利であり、その違反に対しては司法的救済などを通じて対処されます。

つまりこれらの規約の締結国は、「自由権」については規約上の国民の権利を「尊重する」義務を負う（国家の権力行使を控える）のに対し、「社会権」については国民の権利の「完全な実現を漸進的に達成する」ことに向けて積極的に「措置を取る」ことが求められるのです。このように、人権には国家の介入を求める権利と、国家の介入を拒む権利の二つの側面があるのです。

社会権も自由権も共に「基本的人権」ですから、その根幹にはすべての人が平等な存在であり、平等に扱われることを保障する権利、すなわち平等権が不可欠になります。平等権が保障されないとほかの人権も意味をなさなくなってしまうのです。

とはいえ、社会権と自由権を切り分けて考えるのは難しく、実際には両方の権利が入り組んでいる場合が多々あります。たとえば、以下の社会権規約一三条八項のように、自由権の範疇に入るような内容が含まれていることもあります。

健康に対する権利は、健康である権利（a right to be healthy）と理解されるべきではない。健康に対する権利は、自由と権利（entitlements）の両方を含んでいる。自由には、自らの健康と身体を管理する権利（性と生殖に関する自由（sexual and reproductive freedom）を含む、並びに、拷問、同意のない医療及び実験を受けない自由のような、干渉からの自由を含む。これに対し、権利には、人々が到達可能な最高水準の健康を享受するために平等な機会を与える健康保護の制度に対する権利を含む。

そのほかにも、人々の人権を守るために、女性、子ども、障がい者など、個別の対象に特化した条約があり、そのひとつが女性に対するあらゆる形態の差別の撤廃に関する条約（女性差別撤廃条約 ＣＥＤＡＷ）です。

†女性差別の撤廃へ

社会権と自由権から成るふたつの人権規約が採択された翌年、一九六七年の国連総会では女性差別撤廃宣言が採択されました。一一条から成るこの宣言の第七条は、「刑罰における ジェンダー差別の撤廃」を求めています。これは一九七九年に採択された女性差別撤廃条約の第二条（あらゆる形態の差別の撤廃）の「（g）女性に対する差別となる自国のすべての刑罰規定を廃止すること」に受け継がれていきます。

一九六〇年代から一九七〇年代にかけて女性解放運動が世界各地で同時多発的に始まりました。やがて国際的なアリーナでも、女性の社会進出が重要課題として取り上げられるようになっていきます。

国際的アリーナで「女性差別」が重要課題とみなされるようになった発端は、一九七五年にメキシコ・シティで開かれた第一回世界女性会議と、その成果文書として世界行動計画が採択されたことです。

国連は一九七六年から一九八五年を「女性の十年」と定めて、女性差別撤廃や男性との平等の推進を各国政府に求め、性差別に真剣に取り組む国々が増えていきました。

「女性の十年」の最中の一九七九年には、国連総会で女性差別撤廃条約（ＣＥＤＡＷ）が採択され、一九八一年に発効しました。後述する通り、日本は雇用機会均等法を制定したことで、「女性の十年」の最後の年である一九八五年にかろうじて締結にこぎつけました。

女性差別撤廃条約は、女性の市民権と法的地位の向上、生殖にまつわる権利の保障、文化や社会における差別の撤廃の三つの推進力をもつと言われています。女性の生殖にまつわる権利（リプロダクティブ・ライツ）は、いくつもの条文に関わっており、第一六条e項では「子の数及び出産の間隔を自由にかつ責任をもって決定する同一の権利」とその権利の行使を可能にする「情報、教育及び手段を享受する同一の権利」を謳っています。

一九八四年、世界中の女性運動のアクティビストたちはオランダのアムステルダムに結集し、第四回女と健康国際会議を開催しました。この民間の国際会議は第三回までは欧州諸国が中心でしたが、この年の会議にはアジア、アフリカ、南米、北米、欧州と世界中から女性たちが集ったのです。

「人口政策にノー！　女が決める」というテーマを掲げたこの会議では、避妊や中絶の解禁を求める「北」の女性たちと副作用の強い避妊薬や不妊手術を強制されている「南」の女性たちが対話を重ねました。

その結果、女性としての共通課題として、リプロダクション（生殖）に関する国の介入を拒み、女性の人権に基づいた「リプロダクティブ・ライツ」という概念を提唱することが確認されたのです。この会議で生まれた国際的な女性たちのネットワークは、その後の国連主催の様々な会議で大きな影響を及ぼすようになりました。

一方、日本政府は「女性の十年」の最後の年、一九八五年に七二番目の加盟国として女性差別撤廃条約を批准しました。実は、日本はこの条約を批准するために、雇用における性差別を規制する男女雇用機会均等法を急ぎ制定しています。しかし実態は、企業に努力義務を委ねるだけで何の罰則もないザル法だと、当初から批判が集中していたことは周知の事実です。形だけの男女平等だったのです。

日本は女性差別撤廃条約や人権規約について選択議定書を交わしていません。そのために、政府が女性差別的な施策を講じても、国民は女性差別撤廃委員会にじかに訴え出ることができません（たとえば、自由権規約に関して選択議定書を交わしているアイルランドでは、二度の個人通報が有効に働き、中絶に関する制度改革が進みました）。その意味でも形だけの批准と言われても仕方のないような状態が続いています。

†リプロダクティブ・ライツへ

国連憲章も国連人権規約も性差別を否定していました。しかし、「女性の人権」が国際文書の中で初めて明記されるのは、一九九三年のウィーン人権宣言を待たねばなりませんでした。

「女性の権利は人権である」という有名な表現は、女性はあらゆる人権を保障されるべき権限（エンタイトルメント）をもっていることを宣言しています。その裏には、世界中のほぼすべての地域で女性と少女はしばしば自らのジェンダーのみを理由にして人権を否定されているとの事実認識があり、そこから、女性や少女をエンパワーし、変革の主体にしていくことの重要性が強調されたのです。

ウィーン宣言の一八条は、次のように「女性と少女の人権」を明記しました。

女性と少女の人権は不可譲、不可欠で不可分の普遍的人権である。女性の国内、地域及び国際的レベルでの政治的、市民的、経済的、社会的及び文化的生活への完全且つ平等な参加、並びに性を理由とするあらゆる形態の差別の根絶は国際社会の優先課題である。

文化的偏見及び国際的売買に起因するものも含めて、ジェンダーに基づく暴力並びにあらゆる形態のセクシュアルハラスメント及び搾取は、人間個人の尊厳及び価値と矛盾するものであり、除去されなければならない。これは経済的及び社会的発展、教育、母性保護及び健康管理、並びに社会扶助の分野における法的措置、並びに国内行動及び国際協力を通して達成することができる。……[2]

ここで示されているように、「女性の権利」とは男性と同等に諸権利（たとえば参政権）を保障する義務と同時に、女性というジェンダーに起因して第三者から受けうる権利侵害（たとえば性暴力やセクシュアル・ハラスメント）の防止策や救済策などの積極的な措置を取る義務も国家に課しています。

ウィーン人権会議で「女性の人権」が確認されたうえで、翌一九九四年にカイロで開かれた国際人口開発会議（ＩＣＰＤ）では「生殖に関する健康（リプロダクティブ・ヘルス）は基本的人権である」という考え方が初めて国際文書に登場しました。

それまでの人口に関する国際会議では、主に家族計画を通じた途上国の人口増加の抑制に焦点が当てられていたのですが、カイロ会議では、人口政策においては家族計画を超えた社会開発が重要であり、特に男性とのジェンダー平等と女性のエンパワーメントを基本とした女性の地位向上に取り組むことが必要だとして、個人のリプロダクティブ・ヘルス&ライツ（ＲＨＲ）の実現が提唱されたのです。つまり、従来の国家管理による人口政策を、個々人の人権の文脈に置き換えるという画期的なパラダイム転換が行われたのです。

ＩＣＰＤの成果文書「カイロ行動計画」では、リプロダクティブ・ヘルスは「生殖システムおよびその機能とプロセスに関連するすべての事項について、身体的、精神的、社会的に完全に安寧な状態であり、単に病気でないとか不妊でないことではない」と定義されました。

これは、WHO憲章に示された健康の定義「健康とは、病気でないとか、虚弱ではないということではなく、肉体的にも、精神的にも、そして社会的にも、すべてが満たされた状態にあることをいう」を継承し、生殖の健康にあてはめたものです。

一九九四年のカイロ行動計画ではリプロダクティブ・ライツを次のように定義しました。

リプロダクティブ・ライツは、自由にかつ責任をもって自らの子どもの数と間隔とタイミングを決めることと、それができるための情報と手段を有すること、ならびに最高水準のセクシュアル&リプロダクティブ・ヘルスに到達するためのすべてのカップルおよび個人がもつ基本的な権利を認めることにかかっている。

ここには具体的に三つの権利が示されています。

1　子どもを産むか、産まないか、産むとしたらいつ、どのような間隔で産むかを決定する権利。
2　1の決定を実行するための情報と手段を得る権利。
3　性や生殖に関する健康を最大限享受する権利。

1については、カイロ会議以前から女性解放運動が「リプロダクティブ・フリーダム」として提唱していた婚姻の自由、配偶者選択の自由、子供を産むか産まないかの決定の自由など、国の介入を善しとせず「女性が決める」権利で人権規約であれば自由権に該当します。この自由権は、近代の人権思想の枠組みでは、国家権力の干渉を受けない個人の権利の保障という立場に立ち、のちに「自己決定権」として理解されるようになりました。

2については、自己決定をする前提でもある避妊などに関する知識を含む適切な性教育を受ける権利、避妊サービスへのアクセスの保障など、「国家が国民に保障すべき権利」であり、人権規約であれば社会権に該当する部分です。すべての個人とカップルは、生殖の自由を享受するために、受胎コントロールするための情報と手段を得る資格を有し、国家はそれを提供する責任があるとする概念です。

3は、「新しい人権」のひとつと言われる「健康権」に関わります。これは「健康」というものを単なる疾病や虚弱ではない状態と捉えるのではなく、身体的、精神的、社会的に完全に良好な状態であると捉える考え方で、1と2の権利の保障を前提としています。

このように考えると、自由権的な権利と社会権的な権利の両面を保障する（社会的環境を整える）ことで、個人がリプロダクティブ・ヘルス（個人の主観的なウェルビーイング）を享受できるようになることがRHR（Reproductive Health and Rights）の中身であると考えられます。RHRの中のライツとヘルスは車の両輪のようなもので、どちらか一方が欠けても、もう一方が成り立たなくなります。両方が揃って初めて「健康（ウェルビーイング）」が実現されるのです。

なお、カイロ会議には、日本から障がいをもつフェミニストの安積遊歩が参加して、日本の優生保護法に障がい者差別にあたる優生条項が今もあることを世界に訴えました。その結果、優生保護法の差別性が世界から批判されるようになり、日本政府は一九九六年に優生条項をすべて削除した母体保護法に改訂せざるをえなくなりました。この法律の成立時、参議院は「リプロダクティブ・ヘルス／ライツ」を盛り込んだ附帯決議を採択しています。

もうひとつ、カイロ会議で重要な転換点を迎えたのは、ジェンダー平等と女性のエンパワーメントが開発において不可欠であることが確認されたことです。第四部「ジェンダー平等、公正、女性のエンパワーメント」の冒頭には、「女性のエンパワーメントと自律並びに政治的、社会的、経済的、健康状態の改善は、それ自体が非常に重要な目的である。加えて、それは持続的開発のために欠かせない要素である」と書き込まれました。

この女性のエンパワーメントとジェンダー平等を重視する姿勢は、現在の持続可能な開発目標（SDGs）などにも受け継がれています。

†北京会議

カイロ会議の翌年、一九九五年に北京で開かれた第四回世界女性会議では、北京宣言と行動綱領が採択され、女性のリプロダクティブ・ヘルス&ライツはさらに明確に示されるようになりました。

行動綱領の第八九では、「女性の健康は……生物学のみならず、女性の生活の社会的、政治的及び経済的状況によって決定される」との認識も示され、女性の健康増進のためには、医療を改善していくのに加えて法や政策の変革も行い、さらに社会的なパワー関係の再構築も必要だということが明らかにされました。
北京行動綱領の第九二には、次のような「女性の権利」が示されています。

最高水準の健康を享受する女性の権利は、全ライフサイクルを通じて男性と平等に保障されなければならない。（中略）良好な健康は生産的で充足した生活を送るために不可欠であり、自らの健康のあらゆる局面、特に自らの出産数をコントロールするすべての女性の権利は、彼らのエンパワーメントの基礎である。

ただし、出生数をコントロールするための重要な手段のひとつである中絶については、ＩＣＰＤも北京会議も「危険な妊娠中絶の健康への影響を主要な公衆衛生上の問題」として捉え、「いかなる場合も、妊娠中絶を家族計画の手段として奨励すべきでない」としていました。
そのうえで、「家族計画サービスの拡大と改善」や教育によって「望まない妊娠の防止」に努めること、望まない妊娠をした女性には「信頼できる情報と思いやりのあるカウンセリングが何時でも利用できるように」すること、「妊娠中絶が法律に反しない場合、

5－1 「リプロダクティブ・ライツ」の３つの権利（1994年カイロ行動計画より）

①性と生殖に関して自己決定する権利
②性と生殖に関する自己決定を実現するための手段を得られる権利
③性と生殖に関する健康への権利

その妊娠中絶は安全でなければならない」ことなどを確認しているのです。

しかしこのときは、まだ「中絶は女性の権利」と明記されることはまだありませんでした。

カイロ会議、北京会議ともに、女性の権利を阻もうとするイスラム諸国やバチカンなどの反発が強かったためです。しかし、「リプロダクティブ・ライツという文言」の三つの権利（5－1）は残されたために、WHOは「安全な中絶」を推進することができました。

一九九九年のカイロ会議から五年後（ICPD＋5）の国連総会特別セッションで、各国政府は「中絶が違法でない限り、医療制度において安全でアクセス可能な中絶を保障する」べきと再確認しています。

二〇〇〇年の国連経済社会文化委員会（ESC）でも、一般勧告第一四で、「女性差別撲滅のためにはリプロダクティブ・ライツの全面的な保障が重要」と、女性差別との関連を明確にしました。

現在、WHOでは、リプロダクティブ・ヘルスケアはユニバーサル・ヘルスケアの一環であるとして、すべての人に安全な避妊と中絶が与えられるべきだとしています。

†二一世紀の動き

しかし、二一世紀に入ってもリプロダクティブ・ライツ、なかでも中絶の権利については反対も多く、なかなか議論は進展しませんでした。事態が急展開したのは二〇一〇年代に入ってからです。

二〇一二年に、国連人権理事会はすべての国家を対象に、「予防可能な母体死及び障がいを地方、国内、地域、国際レベルで撲滅し、人権に対する国家の義務を全面的かつ有効に遂行していくこと、性と生殖に関する健康と権利（SRHR）に関連するコミットメントをはじめ、北京宣言及び行動綱領、ICPD行動計画やそのレビュー・プロセス、ならびにミレニアム宣言やミレニアム開発目標（MDGs）……を達成するための努力を倍加していく」との決議文を採択しました。[3]

二〇一五年に国連が定めた「持続可能な開発目標（SDGs）」では、性と生殖に関する健康は次の二カ所で取り上げられています。

目標3　あらゆる年齢のすべての人々の健康的な生活を確保し、福祉を促進する

3・7　2030年までに、家族計画、情報・教育及び性と生殖に関する健康の国家戦略・計画への組み入れを含む、性と生殖に関する保健サービスをすべての人々が利用できるようにする。（中略）

目標5　ジェンダー平等を達成し、すべての女性及び女児をエンパワーする

5・6　国際人口・開発会議（ICPD）の行動計画及び北京行動綱領、ならびにこれらの検証会議の成果文書に従い、性と生殖に関する健康及び権利への普遍的アクセスを確保する。（後略）

このように、性と生殖に関する健康は「すべての人」の目標であり、ユニバーサルなアクセスが必要だとされたのです。一方で、「女性の性と生殖に関する健康と権利」は、とりわけ「安全な中絶」は女性差別撤廃の文脈で不可欠だと見なされるようになっていきます。そのため、日本をはじめとする女性差別撤廃条約の締約国は、それぞれ個別具体的に女性差別撤廃委員会から通告を受けるようになりました。

†国連女性差別撤廃委員会からの二度の勧告

国連女性差別撤廃委員会は、日本政府の第六回報告に対する国連女子差別撤廃委員会の最終見解（二〇〇九）で次のように述べました。

十代の女児や若い女性の人工妊娠中絶率が高いこと、また、人工妊娠中絶を選択する女性が刑法に基づく処罰の対象となり得ることを懸念する。委員会は、女性の精神的・心理的健康に関する情報が不十分であることを遺憾に思う。……女性と健康に関する委員会の一般勧告第24号や「北京宣言及び行動綱領」に沿って、人工妊娠中絶を受ける女性に罰則を科す規定を削除するため、可能であれば人工妊娠中絶を犯罪とする法令を改正するよう締約国に勧告する。

さらに、女性差別撤廃委員会は、第七回及び第八回合同定期報告に関する最終見解（二〇一六）でも、日本に対して次のような勧告を発しています。

女性と健康に関する一般勧告第24号（1999年）と「北京宣言及び行動綱領」に沿い、委員会は、締約国が以下を行うよう勧告する。

（a）刑法及び母体保護法を改正し、妊婦の生命及び／又は健康にとって危険な場合だけでなく、被害者に対する暴行若しくは脅迫又は被害者の抵抗の有無に関わりなく、強姦、近親姦及び胎児の深刻な機能障がいの全ての場合において人工妊娠中絶の合法化を確保するとともに、他の全ての場合の人工妊娠中絶を処罰の対象から外すこと

（b）母体保護法を改正し、人工妊娠中絶を受ける妊婦が配偶者の同意を必要とする要件を除外するとともに、人工妊娠中絶が胎児の深刻な機能障がいを理由とする場合は、妊婦から自由意思と情報に基づいた同意を確実に得ること、及び

（c）女性や女児の自殺防止を目的として明確な目標と指標を定めた包括的な計画を策定すること。

国連レベルでは二〇一〇年代後半に社会権、自由権双方の人権規約に「中絶の権利」が書き込まれていきました。二〇一六年には社会権規約一般勧告二二で、社会権規約一二条

5－2　女性差別撤廃条約の３つのポイント

①女性の法的地位

女性の政治参加の基本的権利として、男女平等な投票権・公職に就く権利・公的機能を行使する権利（第７条）、国際レベルで自国を代表する権利（第８条）、国籍（第９条）・教育（第10条）・雇用（第11条）・経済的・社会的活動（第13条）における平等、農村女性の権利（第14条）、民事及びビジネス上の問題に関する権利（第15条）、婚姻と家族関係に関する権利（第16条）など。

②生殖に関する権利

前文「出産における女子の役割が差別の根拠となるべきではなく」を基調に、母性保護（第４条）、母性の適切な理解と男女共同の子育て（第５条）、家族計画に関する情報・助言を含む教育的情報（第10条）、家族計画を含む保健サービス（第12条）、子の数及び出産の間隔を自由にかつ責任をもって決定する同一の権利並びにこれらの権利の行使を可能にする情報、教育及び手段を享受する同一の権利（第16条）など。

③社会・文化的パターンの修正

前文「社会及び家庭における男女の伝統的役割を変更することが男女の完全な平等の達成に必要」との認識に立ち、男女の役割が固定されているという考えに基づく偏見や慣習その他のすべての慣行の撤廃（第５条）、定型化された男女の役割の概念を排除した教育（第10条）、同一労働同一賃金、家庭責任と職業的・社会的活動への参加とを両立可能とする社会的サービスの提供（第11条）など。

に則った「性と生殖に関する健康に対する権利」の一部として女性と少女に安全な中絶を保障すべきであることが明記されました。これは「達成可能な最高水準の健康への権利」を謳った二〇〇〇年の一般勧告一四をより明確化したものですが、安全な中絶の権利に言及したという意味で画期的なものでした。

自由権規約の一般勧告にも、「女性と少女の安全で合法的な中絶への障壁を撤廃し、性と生殖の健康に関するエビデンスに基づく情報と教育および手頃な価格の幅広い避妊方法を確保すること」などが明記されました。

このように人権規約の中に、リプロダクティブ・ヘルス&ライツといった大枠ではなく、女性と少女の「中絶」に関する権利が明記されるようになったのは重要な意味を持っています。この変化によって、WHOのガイドラインの中でも、女性と少女の中絶へのアクセスを保障すべきことが非常に力強い形で展開されていくことになりました。

†合法的で安全かつ包括的な中絶ケア

現在、WHOのサイトでは「中絶」のページで、次のICPDの定義を引用しつつ、安全な中絶へのアクセスは女性と少女の人権に関わる問題として説明しています。

すべての個人は、差別、強制、暴力を受けることなく、自由かつ責任を持って、子どもの数、間隔、時期を決定し、それを行うための情報と手段を持つ権利、および最高水準の性的およびリプロダクティブ・ヘルスを達成する権利を有する(ICPD 1994)。

中絶後のケアを含め、合法的で安全かつ包括的な中絶ケアへのアクセスは、可能な限り最高水準の性と生殖の健康を達成するために不可欠である。[4]

WHOは、COVID-19以降はなおのこと、脆弱な立場の人々の健康を守っていくためにユニバーサル・ヘルス・カバレッジ(UHC)を重視しており、なかでも性と生殖の健康に関するサービスの提供はその基盤を成すものと位置づけています。

こうした一連の動きの背景には、国連レベルで女性と少女の中絶の権利に関する議論が進み、人権規約等に明記されるようになったことや、COVID-19の影響で「自己管理中絶(正しい情報と必要な支援を受けながら自分で中絶薬を服用する方法)」が進展したことがあります。

上述のように、近年の国連は、「性と生殖の健康と権利」や「中絶へのアクセス」につ

5－3　リプロダクティブ・ライツをめぐる年表

1945	国連憲章
1948	世界人権宣言
1966	社会権規約、自由権規約採択（1976年発効）
1975	第１回世界女性会議（メキシコ・シティ）
1976～1985	国連女性の十年
1979	女性差別撤廃条約（CEDAW）採択（1981年発効）
1984	第４回女と健康国際会議（アムステルダム）
1985	日本：雇用機会均等法制定（1986年施行）、CEDAW 締結
1993	国際人権会議（ウィーン）
1994	国際人口開発会議（カイロ）
1995	第４回世界女性会議（北京）
2000	国連特別総会：2000年女性会議
2003	WHO『安全な中絶』
2012	国連人権理事会　SRHR 達成をめざす決議
	WHO『安全な中絶　第２版』
2015	持続的開発目標（SDGs）
2016	社会権規約一般勧告22
2019	自由権規約一般勧告36
2022	WHO『中絶ケア・ガイドライン』

いて非常にリベラルな姿勢で貫かれています。一九九〇年代の人権ベースのアプローチの政策への転換以降、「性と生殖に関するサービスのユニバーサル・アクセス」と「ジェンダー平等と女性のエンパワーメント」がますます力強く推進されている感があります。

　二〇二二年三月にWHOが発行した新しい『中絶ケア・ガイドライン』では、中絶を希望する当人の「価値観と好み」を中心に据えるまでになりました。このガイドラインでは、当事者の人権を尊重し、支援的な法制度や医療によって情報やサービスを提供し、本人の選択を保障していくために五〇を超える推奨事項が示されています。

この新ガイドラインは、従来の中絶ガイドラインを統合・刷新したものです。「安全な中絶」の方法そのものは従来の推奨と大きくは変わりませんが、複数の「安全な中絶」の選択肢と情報を提供することで、当人の自由な選択を尊重する姿勢が特徴的です。

かつてのように「中絶」を悪いものだと決めつける一方的な見方がかなり弱まっているのは、中絶薬など新たな技術の導入によって中絶観が変化したためだと思われます。日本でも中絶医療が変化すれば、中絶への見方が大きく変わるだろうと期待されます。

日本の中絶医療が世界の標準から大きく遅れていることはすでに判明していましたが、今回のガイドラインによって、さらに溝が大きくなってしまいました。日本でも安全で有効な中絶サービスとケアが提供されるようにするために、まずは実態を把握して問題を共有し、声を上げていくことが必要ではないでしょうか。

経口中絶薬をめぐる情報

中絶に対するスティグマの強い日本人には、中絶薬がいかに安全な薬であるかが、にわかには理解しがたいのかもしれません。

二〇〇四年以来、厚生労働省医薬食品局監視指導・麻薬対策課が、中絶薬は危険だとする「報道発表資料」をインターネットで公開し続けていることも根強い誤解の元凶になっていると思われます。中絶薬は麻薬と同等に取り締まられているのです。実際、厚生労働省の「あやしいヤクブツ連絡ネット」というサイトでは「健康被害」の中に「インターネットを介して個人輸入した海外製経口妊娠中絶薬による健康被害」の事例も含めています。[1]

二〇〇三年にWHOは『安全な中絶』と題したガイドラインの中で、中絶薬（ミフェプリストンとミソプロストール）を妊娠初期については安全な中絶方法だと初めて奨励しました。一方で、同じ頃、複数の怪しげな日本語のインターネット・ショップで「中絶薬」が数多く販売されていたのは、私自身も目撃しています。

当時の販売業者の多くは、勃起不全治療薬バイアグラや数々の媚薬と並べて中国製のミフェプリストン「息隠（米非司酉同片）」とミソプロストール「米索前列醇片」を販売しており、日本語の表記が間違っていることもしばしばありました。また、時にダース売りをしているなど、明らかに個人向けとは思えないような業者も少なくありませんでした。実際、当時は悪質な個人輸入業者の摘発も行われていたようです。

そのような状況だったので、二〇〇四年一〇月二五日付で厚生労働省医薬食品局監視指導・麻薬対策課から「報道発表資料」として「個人輸入される経口妊娠中絶薬（いわゆる経口中絶薬）について」が発出され、日本医師会等の関係団体に「経口妊娠中絶薬による健康被害事例の収集に関する御協力のお願い」が送られたこと自体は理解ができなくもなかったのです。

ところが、この一〇月二五日付の「報道発表資料」に、一一月一六日にアメリカＦＤＡが発表した「警告」がそのまま書き加えられたことに私は驚きました。なにしろすでに発表された内容に「未来情報」が後付けで加えられたのです。

さらに驚いたのは、翌年、ＦＤＡが中絶薬の服用と死亡例には因果関係がなかったことを発表し、警告を取り下げたにもかかわらず、報道発表資料は書き換えられなかったことです。当初は、因果関係がなかったとするＦＤＡの報道を知らないのかと思い、厚労省にその旨の情報提供を行い、修正を待っていました。

いつまでも修正がなされないので電話をかけてもみたのですが、あちこちの部署をたらいまわしにされるばかりでらちが明かず、どうやら故意に危険情報を発信しつづけているらしいと徐々に確信していきました。二〇二一年一二月の参議院議員会館で開いた意見交換会でも、じかに厚生労働省の担当者に尋ねてみましたが、いろいろな判断があるとして削除はしないと告げられました。

この報道発表資料の内容にはいろいろな問題があります。たとえば、Ｑ＆Ａには次のような記述が見られます。

Ｑ２　「ミフェプリストン」は欧米ではどのように規制されていますか。個人で輸入してもいいのですか。

Ａ２　欧米では、医師のみが処方できる医薬品とされています。膣からの出血や重大な感染症等の可能性が知られており、医師による投与後の経過観察や、緊急時には医療機関を受診できることが必要とされています。欧米でも医師の処方せんなしで薬局で購入することはできません。また、インターネットを通じて販売されることは認められていません。

ミフェプリストンは二〇一九年にはWHOの必須医薬品コアリストに入っています。このリストに載ったということは、専門家の厳重な監視下でなくとも使用できる薬だとWHOのお墨付きを得たことを意味します。医師のみが処方できる医薬品だったのはすでに過去になっています。

WHOが二〇一五年に発行したマニュアル『安全な中絶のためのケアと中絶後の避妊を提供するヘルスワーカーの役割』では、妊娠初期の中絶薬は補助看護師、補助助産師、看護師、助産師、医師（専門医以外）、専門医が同等に安全かつ確実に取り扱えるとしていました。これを統合・刷新した『中絶ケア・ガイドライン』（二〇二二）では、遠隔医療による自宅中絶が承認されたことを背景に、「本人」や地域のヘルスワーカー、薬剤師も取り扱えることを明記しています。

また、「膣からの出血」は感染症と並ぶような異常事態ではなく、この薬が正常に作用している場合に必ず起こる事象です。正確に言えば、子宮内膜から剝がれ落ちた妊娠産物が血液と共に膣を通って体外に排出されるのが、膣から出血したように認知されるのです。「重大な感染症」というのは、二〇〇四年一一月にアメリカのＦＤＡが警告を発したときに使われた表現ですが、現在ではそのような事例はごくまれだと考えられています。そのため、「緊急時には医療機関を受診できること」はもちろん重要だとしても、今や世界では、「医師による投与後の経過観察」が必須だとは考えられていません。

中絶薬の使用が適さない人がいることは間違いありませんが、現在ではインターネットなどを通じて遠隔診療を受け、薬を処方してもらう方法は安全で望ましいとされています。先述した通り、新型コロナパンデミックのために、二〇二〇年三月に国際産婦人科連合は遠隔診療を受けて自宅に中絶薬を送付してもらって自分で服用する「自己管理中絶」をパンデミックの最中に限って推奨しました。ところが、二〇二一年三月には一年間の実証データをもとに、オンライン処方における問診が有効であったとのエビデンスも得られ、自己管理中絶を恒久化することが推奨されるまでに変化しているのです。

こうした世界における変化に照らすと、二〇〇四年の厚労省の「報道発表資料」には、すでにエビデンスをもって否定されているような内容が少なくないのですが、この資料に基づいた不適切な運用が延々と続けられてきました。

二〇〇七年一一月一五日の厚生労働省医薬食品局監視指導・麻薬対策課長通知「数量に関わらず厚生労働省の確認を必要とする医薬品の追加について」で、アメリカのミフェプレックス（Mifeprex）、ＥＵのミフェジン（Mifegyn）、中国の息隠（米非司酉同片）という商品名のミフェプリストン三種が追加されました。二〇一〇年三月一九日にも、同じ名称の通知で台湾製の保諾（Apano）が追加されています。

さらに二〇二二年二月二二日には、厚生労働省医薬・生活衛生局監視指導・麻薬対策課長の「数量に関わらず厚生労働省の確認を必要とする医薬品の追加について」において、「医師の適切な指導のもとに使用されなければ健康被害のおそれがある未承認の医薬品」として、インド製のMiso-Kare（ミソプロストール錠）、A-Kare（ミフェ－ミソ・コンビパック）、Misoprostol-200（ミソプロストール錠）が追加されました。

これらの薬が追加されている背景には、現在では悪質な中絶薬業者がいるというよりも、むしろウィミン・オン・ウェブ（Women on Web：略WoW）などの国際ボランティア団体が「安全な中絶を行えない国」の女性たちへの人道的支援として中絶薬の送付活動を行っているという事実があります。WoWがいかに利用されているかについて、パブリックヘルスの専門家・赤地葉子[2]は二〇二一年二月一三日のハフポストに、「避妊と妊娠中絶で取り残される日本。海の向こうから送られる経口妊娠中絶薬」を前後編で寄稿しています。冒頭で「経口中絶薬が未だに承認されていない日本。そんな国に住む女性に、中絶薬を遠隔医療サポートサービスで提供する海外の非営利団体」と説明されているWoWには、二〇一三年から二〇二〇年までに日本から四一五九人が相談を寄せており、その原因として、五四パーセントが「避妊をしなかった」、三九パーセントが「避妊が有効でなかった」、そして六パーセントが「レイプされた」ことを原因と回答しています。

さらに赤地によれば、二〇一八年から二〇二〇年の間に相談した女性たちの半数以上が、「妊娠中絶にかかる費用」をWoWに問い合わせた理由の一つとしてあげ、ほかの理由としては、「学校や仕事のため」「育児中のため」「中絶に対する偏見のため」「パートナーや家族に隠したいため」に、他の中絶方法へのアクセスが難しいことがあげられていました。また、「日本で中絶薬が手に入らないため」「プライベートな形で中絶することを望むため」「自分自身で中絶することを望むため」という理由もあったそうです。

赤地は、経口中絶薬の安全性については、複数の信頼できる研究で検証されており、入院、輸血、手術などを必要とする重篤な合併症が発生する確率は〇・四パーセント以下であったと、データを挙げて示しています。

さらに赤地は、米FDAは二〇一六年にミフェプレックスのラベルを更新し、薬剤による中絶が非常に安全で非常に効果的であることを確証し、最後の月経が始まった日から四九日までに服用する必要があったのを、七〇日までに変更したという事実も示したうえで、厚生労働省のウェブサイトにある「ミフェプレックス（MIFEPREX）（わが国で未承認の経口妊娠中絶薬）に関する注意喚起について」では、「薬剤の安全性を疑問視するような注意喚起や個人輸入制限に関する警告が記載されているページがまだ残されているが、これは古い情報に基づいている」と指摘しています。

赤地の記事で目を引くのは、以下の独自取材の部分です。

厚労省によると、WoWを通じて処方を受ける場合には制度上「個人輸入」という形に分類され、ミフェプリストンを輸入する際には医薬品医療機器等法（薬機法）で定められた輸入確認の手続きが必要になる。手続きには医師の診断書や指示書が必要になるが、国外の医師の処方せんもこの指示書にあたる。つまり、日本でミフェプリストンを必要とする人がWoWから薬を取り寄せることは、手続きに従えば問題ないということだ（ハフポスト日本版編集部による厚労省への取材より）。

手続きに従って中絶薬を取り寄せることは薬機法違反にならなくても、日本にはまだ堕胎罪があるため、自分で服用することは違法になります。そのことを知らないで薬を取り寄せ、トラブルに巻き込まれる人が出てくると、中絶薬は危険だとして規制がさらに強まる恐れがあるため、私はすぐに編集者に連絡を取りました。その結果、この記述の直後に「一方、本人を含む、母体保護法指定医以外の人がこの薬で中絶をした場合、刑法上の堕胎罪に当たると判断される可能性は残されている」が追加されました。

さらに赤地の記事には、WoW の設立者レベッカ・ゴンパーツの以下のコメントも添えられています。

社会権規約（ＩＣＥＳＣＲ）に批准している日本政府には、避妊薬、その他の避妊方法、緊急避妊薬、中絶薬を含むＷＨＯの必須医薬品を確保する義務があります。日本の女性たちには中絶薬を使う権利があり、日本政府がその使用を登録していないことは非常に残念です。中絶薬は安全で、過去三〇年以上、数百万人の世界中の女性たちによって使われてきました。日本における中絶薬のこの状況は、避妊ピルのたどった道とよく似ています。一九六〇年代から他の国々では広く使われたというのに、日本政府は避妊ピルを登録することを数十年間拒否していました。一九九九年にバイアグラが速やかに問題なく承認されたことで女性たちが抗議し、日本で避妊ピルはようやく承認されたのでした。

今では、国連の社会権規約だけではなく自由権規約においても、中絶にアクセスするための障壁を築いてはならないと明記されています。また、女性差別撤廃条約の一般勧告でもリプロダクティブ・ヘルスケアへの権利が明記されています。日本政府はこれらの国際条約をすべて締約しているため、現状のように安全な中絶を提供せずにきたことは、まさに条約違反、人権侵害に当たるのです。

赤地が引用している「ミフェプレックス（MIFEPREX）（わが国で未承認の経口妊娠中絶薬）に関する注意喚起について」というウェブサイトには公開日が示されていません。しかし、二〇一四年から二〇二一年までの情報が混在しているところから、随時情報を更新していると思われます。その中で、二〇〇四年の厚生労働省医薬食品局監視指導・麻薬対策課の「報道発表資料」について、次の言い訳をしながら「リンク」が貼られています。

※平成一六年当時に実施した、我が国におけるミフェプリストンの個人輸入に関する措置について、当時の発表資料はこちらをご覧下さい。（米国で承認されている用法等、現在の知見等とは異なる点が含まれています）

このように古い米国情報はいつまでも載せ続ける一方で、厚労省が決して載せようとしないのは、以下のようなＦＤＡの中絶薬の扱いに関する最新ニュースです。

米食品医薬品局（ＦＤＡ）は一六日、経口妊娠中絶薬を巡る規制を緩和した。対面診療による処方が必要だったが、今後はオンラインの遠隔診療を受ければ郵送で入手できる。米メディアが伝えた。[3]

厚生労働省の中絶薬情報の中に、中絶薬が危険な薬であるように誤解させるような内容が放置されていることは、国民に正しい情報を伝える義務を怠っていることになります。一刻も早く修正されるべきです。

第六章

これからの中絶

†四つのA

中絶薬の導入を進めていくことは、単に安全な中絶医療を提供するためだけではありません。ユニバーサル・ヘルス・カバレッジ（UHC）を基本として国が中絶を必要とする人々の人権を保障するために、心理的・経済的・物理的な障壁を作ることなく、安心で安全な情報とサービスをアクセスよく提供していく必要があります。

リプロダクティブ・ヘルスケアを提供する際には、以下の四つのAが重要だとされています。

1　利用可能性（Availability）：到達可能な最高水準のリプロダクティブ・ヘルスを得るための施設、サービス、商品、プログラムを利用可能にすることが重要です。

2　アクセス可能性（Accessibility）：すべての個人と集団が差別なく、障壁なく利用できるようにすること。

3　入手可能性（Affordability）：すべての人にとって手ごろな価格にすること。

4　受容可能性（Acceptability）：どのような人々にも受け入れやすいものにすること。

日本でもようやく中絶薬が承認申請され、二〇二二年中にも承認されると言われています。承認されることで利用可能性は高まります。私が二〇二〇年にオンライン調査などをした結果、一六二人中一五一人（九三パーセント）が中絶薬の導入に賛成しており、自由記述の回答からも、従来の中絶手術に比べて「中絶薬」への受容可能性ははるかに高いことが示されていました。

ところが、二〇二一年一二月に日本で初めて経口中絶薬の申請が行われたときに、数々の由々しき問題が浮かびあがってきたのです。

†平均卸価格七〇〇円台の薬が一〇万円に

一二月二二日、日本初の「飲む中絶薬」の承認申請を行ったラインファーマ株式会社は、自由診療で処方されることになると明かしました。申請書に薬価希望額が書き込まれなかったことで、保険が適用される流産の後処置には使えないことになりそうです。

日本では、避妊も中絶も「傷病ではない」として保険診療の対象にはされていません。すでに説明しているように、保険診療であれば一律の料金が決められるのですが、保険のきかない避妊、緊急避妊、中絶は医師が好きに価格設定できます。そのため、同じ避妊薬でもクリニックごとにばらばらの価格がつけられているし、人工妊娠中絶手術の料金もまちまちであるばかりか、なかには法外な値段をつけているところもあります。

経口中絶薬が導入されても、中絶料金はこれまでどおり医師の言い値になるわけです。日本で合法的中絶手術を行う「母体保護法指定医師」の職業団体である日本産婦人科医会は、経口中絶薬が承認されても、従来通り中絶を行えるのは指定医師のみで、当面は念のために入院施設のあるところでのみ扱えるようにすべきだと主張し、価格についても「従来の手術と同等」にすると発表しています。また、東京大学の産婦人科の大須賀穣教授は「病院経営の観点から」従来と同等の値段にすべきだと言っています。[1] 日本産婦人科医会の木下勝之会長（当時）も手術と同等の「一〇万円程度」にするのが望ましいとコメントしていました。

実際、日本の中絶手術の料金は妊娠初期で一〇万円程度とかなり割高です。イギリスやフランスなどの先進国では健康保険のおかげで実質無料のところも多く、日本同様に保険のきかないOECD加盟国オーストリアでも四万円弱程度の負担ですむのです。

WHOによると、経口中絶薬の世界の平均卸価格は七〇〇円台。それを知れば、一〇万円程度で処方することを示唆する日本産婦人科医会の発表に対して反対の声があがるのは当然と言えます。

†経口中絶薬の歴史

日本産婦人科医会は、経口中絶薬は「念のために」入院施設のあるところのみで取り扱えるようにすべきだとしています。しかし、諸外国ではすでに安全と認められている薬の処方を限定的なものにする姿勢は海外からも問題視されています。[2]

ここで経口中絶薬の歴史を振り返ってみたいと思います。

海外の先進国では一九六〇年代に女性運動の結果として避妊ピルが合法化されていき、「ピル」を獲得した海外の女性たちは次に「中絶」を獲得目標にしました。その結果、一九七〇年代には次々と中絶が合法化されていき、違法の堕胎師が行っていた金属製の器具でかき出す「掻爬法」ではなく、より安全な、プラスチック製の管をつけた吸引機（器）で吸い出す「吸引法」が導入されていきました。

そして一九八〇年代、経口中絶薬がフランスで開発され、一九八八年に中国とフランスで初めて承認されました。今では八〇カ国以上で使われています。経口中絶薬は妊娠継続に必要なホルモンを止めるミフェプリストンと、子宮を収縮させて妊娠組織を外に押し出すミソプロストールから成り、この二剤を同梱した製品は「コンビ薬」と呼ばれます。

当初、経口中絶薬への懐疑的な見方は強く、そのために、最初に導入したフランスは慎重になり、「妊娠七週（四九日）まで」とかなり限定的な扱いをしていました。

しかし、経口中絶薬に対する需要の高まりから膨大な研究が行われ、その結果、二〇〇三年にWHOが発行したガイドライン『安全な中絶』では、妊娠一二週までの薬による中絶（内科的中絶）は吸引法による外科的処置と並んで「安全な方法」に指定されました。一方、このとき日本で多用されていると目されていたD&C（掻爬法）は、吸引や薬による安全な中絶方法が確保できない場合の代替法と位置付けられたのです。

その後、二〇一二年に発行された『安全な中絶　第2版』でも経口中絶薬と吸引法が安全で確実であることが再確認されるとともに、掻爬法については「安全性の低い廃れた方法」とし、「まだ使われているようなら安全な方法（薬または吸引）に切り替えるべき」と勧告がなされました。

経口中絶薬はその安全性と有効性が高く評価され、二〇一九年には世界で必須中の必須の医薬品を集めたWHOの「必須医薬品コアリスト」にも収載されるようになりました。

二〇二〇年三月にWHOがCOVID－19のパンデミック宣言を行ったとき、国際産婦人科連合（FIGO）は、中絶医療は「必須で時を待てない医療」であるとして、パンデミックの最中は経口中絶薬をオンライン診療で処方できるよう遠隔医療を導入し、経口中絶薬を自宅に郵送するなどして、本人が自己管理で服用することを推奨しました。

その後、一年間にわたって遠隔医療による自己管理中絶を実施してきた英連邦のイングランドとウェールズのデータ等をもとに、FIGOは二〇二一年三月にこの方法の安全性と有効性は確認されたと報告。その上で、「プライバシーも守れる優れた方法」と評価し、遠隔医療による自己管理中絶をパンデミック終了後も恒久化すべきだと宣言したのです。

†避妊より中絶が先行した日本

日本が他国に比べて中絶・避妊の価格設定が高いのは、日本が世界と異なり、「避妊」より「中絶」が先行したことも一因といえます。

第二次世界大戦の敗戦で人々が貧困にあえぐなかで、兵士や満州等からの引き揚げ者が大勢帰国し、結婚ブームとベビーブームが始まって人口爆発の恐れが見えてきたことで、政府は一九四八年に優生保護法を制定し、条件付きではありながら中絶を合法化しました。

当初は多少規制がかけられていましたが、一九五二年には医師一人の判断で中絶を行えるようになり、国に届け出があった数だけで年間一〇〇万件（実際は倍とも言われています）を超える中絶が行われる状況が九年間も続きました。

国立社会保障・人口問題研究所のデータベースにある一九五二年の文献[3]によると、当時の中絶費用は日帰り一〇〇〇円、入院二〇〇〇円でした。人事院の「国家公務員の初任給の変遷」によるとその頃の国家公務員の初任給は大卒で四〇〇〇〜五〇〇〇円だったので、決して安い料金だとは言えません。ちなみに、二〇一〇年に私たちが行った調査の結果では、妊娠初期の中絶の平均料金は一〇万円強。当時の大卒の初任給は一八万円強だったので六〇年前より相対的に高くなっています。

日本の合法的中絶で主に用いられてきたのは、一九〇六年にドイツから日本に初めて紹介されたとされる搔爬法です。海外では一九七〇年代の合法化の際に、搔爬法から吸引法へと一気に置き換えられましたが、日本では吸引法はあまり広まらず、現在でも過半数の中絶手術で搔爬法が用いられています。搔爬手術は慣れると簡単だと言われますが、慣れるまでに練習台にされているのは生身の女性の身体です。

金属製の鉗子とキュレットを用いて子宮内膜を搔き出す日本の搔爬は、妊娠産物が小さすぎると「取り残す」ことがあるとして、ある程度妊娠週数が進んでからでないと行わない医師も少なくありません。

中絶を先延ばしにされる女性にとってもたいへん酷なことですが、中絶に関わる医療者にとっても、ある程度大きくなってから掻き出すのではさぞ罪悪感が募ったことでしょう。実際、第一章で紹介したように、水子供養一九七〇年代にブームになりましたが、それよりも先に医療従事者たちが「中絶胎児の供養」を行っていたこともわかっています。

水子供養専用の寺が誕生したのは一九七一年で、この寺の落慶式に参列していた首相は日本が海外から「堕胎天国」と呼ばれることを気にしていました。しかし、実のところ医療現場の人材不足の対策として、中絶しにくいように人々の意識を誘導しようという意図もあったようです[4]。

この頃、優生保護法から「経済条項」をなくそうとした議員たちも、水子供養の実践者たちも、中絶を「母の罪」として女性たちを糾弾し、中絶のスティグマは強まっていきました。さらに一九九〇年代に入ると「少子化」が社会問題化し、二〇〇〇年代に入ると性教育バッシングが起こり、日本では中絶の必要性を主張しにくい状況が続いてきたのです。

一方、日本も批准している国連の女子差別撤廃条約では、女性にのみ刑罰を科す法律を禁じており、堕胎罪の撤廃は世界の本流です。カトリック教徒が人口の大半を占めるアイルランドでさえ、二〇一八年に国民投票で中絶が合法化されました。そして、第二次世界大戦後、日本の制度を真似て堕胎罪を制定していた韓国でも二〇二一年の一月一日から堕胎罪が無効となっています。

日本も批准している国連人権規約にも、「女性と少女の中絶の権利」（社会権規約、二〇一六）、「女性と少女の中絶に関する自己決定を妨げられない権利」（自由権規約、二〇一九）が明記されました。世界では「女性の中絶の権利」はすでに確立しているのです。

刑法堕胎罪とスティグマのために「中絶は罪」という意識が根強くあり、法外な料金設定でアクセスが妨げられているいまの日本では、中絶の権利が守られているとは言いがたい状況が続いています。しかも日本では、法外な値段をつける「中絶ビジネス」とでも言うべき事象が起きており、女性や少女の中絶へのアクセスが阻まれているのです。

†アメリカの中絶費用

日本医師会の「医の倫理綱領」には、数々の崇高な理想が掲げられています。たとえば「人類愛を基にすべての人に奉仕する」「生涯学習の精神」「尊厳と責任」「信頼を得るように努める」「社会の発展に尽くす」、そして最後に、「医師は医業にあたって営利を目的としない」。営利とは金儲けのこと、ビジネスのことです。ところが日本の産婦人科医療のうち、とくに妊娠・出産・中絶をめぐる医業はまさに「ビジネス化」しています。

一般に、何がビジネスになるのかは時代や人々のニーズによって変わってくるものです。かつては鋤《すき》一つもって歩いて土を耕して畑地を作る「耕しや」とか、焚火をたいて暖をとらせる「あたらせや」といった商売もあったそうです。一九九〇年代のバブル崩壊後には、サラ金の取り立てから逃れる「夜逃げ専門引っ越し屋」が登場しました。

ニーズがあれば商売は成り立つ一方で、テクノロジーの進展とともに消えていく職業も少なくありません。三〇年前、フリーランス翻訳者になった私は、先輩翻訳者から「今に翻訳機械がのしてくる。横のものを縦にするだけの翻訳者は廃業する」と脅されました。おかげで、専門知識をつけようと努力してきた結果、今もかろうじて生き延びています。

ビジネスでは需要と供給のバランスで値段が決まります。アメリカの中絶禁止時代には「堕胎ビジネス」が横行していました。一九九六年の米テレビドラマ『スリーウイメン この壁が話せたら』の第一話には、中絶が厳禁だった一九五二年のアメリカで望まない妊娠をした看護婦のクレアが登場します。

彼女は不潔で危険な処置を行う堕胎師に現金で四〇〇ドル（現在の約五〇万円）も支払ったあげく、大出血して死に直面するはめになります。金持ちの女性であれば、飛行機代込みで一〇〇〇ドル（同一二五万円）を支払って、プエルトリコで安心・安全な女性の施術師の中絶を受けるという選択肢もあったのです。でも、看護婦の給与七カ月分にあたるその金額は、クレアにとって夢のまた夢にすぎませんでした。

二〇二一年の米ガットマッハー研究所の報告[5]によれば、二〇一四年のアメリカで保険がきかない場合の中絶費用は五〇〇ドル強（七万円弱）で、「高い」と評価されていました。同報告では二〇一六年のアメリカの成人を対象とした全国調査を引合いに出し、四〇〇ドルの緊急出費の支払い方法を尋ねたところ回答者の四割が「そんな金はない」「借金するか何かを売るしかない」と回答し、さらに四人に一人が前年に高い医療費を支払えず治療を受けられなかったと答えていたとしています。同様に、二〇一一年にアメリカの六州で行われた調査では、中絶患者の四一パーセントが治療費の支払いが「やや困難」または「非常に困難」と答えていたそうです。

カナダでは、住む地域によって中絶薬がなかなか手に入らないこともあるそうです。州によっては病院で行われる中絶しか保険が適用されないために、遠方の病院に行くのを諦めて近隣のクリニックで自己負担で中絶を受ける人もいますが、その場合でも八〇〇カナダドル（約八万五〇〇〇円）程度の負担ですみます。なお、ほとんどの州で中絶は保険の対象です。

†高額な日本の中絶

それに比べると、日本の中絶費用ははるかに高額です。

世界での卸価格七〇〇円台で妊娠九週まで使える中絶薬がついに承認申請され、値段が下がることが期待されていましたが、中絶薬の料金は「従来の中絶手術同様の一〇万円程度」になるという日本産婦人科医会会長の発言が話題になりました。それにしても、いったいどこから「一〇万円」という金額が飛び出してきたのでしょう。

実のところ、日本において中絶料金について全国調査がなされた事例は、筆者も関わった二〇一〇年の調査くらいしかないのです。その調査では確かに妊娠初期の中絶料金は平均一〇万一〇〇〇円という結果でしたが、任意回答のアンケート調査だったので安めに報告されたのではないかと私たちは考えているのです。ちなみに「一〇万円」発言をした医会の会長（当時）が理事長を務める病院では妊娠初期の中絶は二一万円です。

そこで現況を知るために、Googleの検索エンジンで「中絶手術」「料金」というタームを用いて調べてみました。トップに出てきたクリニックは、妊娠五週台で諸経費合わせて一〇万四五〇〇円でしたが、詳しく見ると妊娠六週は約一三万円、八週は約一六万円、一〇週は一八万円以上に跳ね上がることがわかりました。

ちなみに、妊娠週数というのは前回の月経開始日から数えるものなので、妊娠五週とは規則的に月経が来る人でも「今月は生理が来てないな」とようやく気付けるようなタイミングなのです。気づくのが遅れると、前記のクリニックのようにどんどん中絶にかかる料金は上昇していってしまいます。

一方で、妊娠週数を区切って一律料金にしているところもよく見られます。美しい施設の写真を掲げて九週六日まで一律一九万八〇〇〇円（税込み）の値をつけている四クリニックからなるチェーン・グループもありました。ここでは、年間手術件数四三〇〇件を誇っており、料金と件数をかけると年間八億五〇〇〇万円を売り上げていることになります。

逆に「中絶手術」「安い」で検索してみたら、今度は「一律七万円」とか「手術費九万円より」といったことばが出てきました。ロケーションや漫画を使った説明などから、おそらく若い学生などを対象としているのだと思われます。ちなみに、偶然、街角でアニメのキャラクターを描いたようなポップな看板を見かけましたが、周囲の風景に溶け込んでまったく違和感がありませんでした。

上記で検索してみつけたようなサイトの広告のほとんどが、リスティング広告です。そうした広告を見るだけでも、安さ、経験の豊富さ、最新の施設や方法を売りにしているところなど様々で、料金もピンからキリまであることがわかります。

†医師は自由に価格を設定できる

すでに述べた通り、日本の中絶料金に幅があるのは、日本において中絶は美容整形などと同様に「傷病の治療ではない」として自由診療扱いだからです。医療保険の縛りがないために、医師が好きに価格を設定できるのです。

オンライン検索を重ねていくうちに、中絶料金について電話調査を行い、結果を公表しているクリニックのサイトを発見しました。出生前診断を行っているクリニックで、女性の院長は、出生前診断を受けた患者たちが少しでも早く結果を知りたがることに気づいて、週数が進むにつれて中絶料金がぐんぐん値上がりしていく事実を知ったそうです。しかも、ところによってあまりにも中絶料金に差があるということにも気づきました。

そこで、スタッフを使って電話調査を行い、中絶料金の情報を公開することにしたのだそうです。私が中絶問題を研究していることを伝えてデータの使用許可を求めたら、すでに調査が完了しているという東京のデータ（一三六件分）を快く提供してくださいました。

この東京のデータを分析した結果、同じ初期中絶でも最低八万円から最高四〇万円と五倍もの差があることがわかりました。一五～二〇万円のところが最多で四〇パーセント、続いて一〇～一五万円が三二パーセント、二〇万円以上のところも一八パーセントあったのです。

コロナ禍のあいだの臨時サービス価格として当面八万円としていたところ以外、一〇万円未満でおさまるクリニックはひとつもありませんでした。リスティング広告で一律七万円とうたっていたクリニックも、電話調査によれば「医師の判断で追加料金有り」とのことで、最低一〇万円からという回答でした。最低価格の平均は約一五万円で、最高価格（あくまでもネット検索で判明した追加料金等を加えた価格）の平均は約一七万円だったのです。

この東京電話調査の結果と比べるために、Google の検索エンジンで「中絶手術」と都道府県名を入れて全国調査をしてみました。リスティング広告を含め、検索結果の一ページ目に登場したクリニックが示している初期中絶の料金を調べることにしたのは、普通の人が検索したときに最初に目に触れる料金だからです。その結果、一三六の医療機関の中絶料金が判明しました。そうやって調べた全国の妊娠初期の中絶の最低価格は七万円、最高価格は二六万一〇〇〇円でした。

上記クリニックによる東京の電話調査と、私の行った全国都道府県のGoogle検索で判明した妊娠初期（一二週未満）の中絶の最低価格と最高価格の分布をグラフに、それぞれの平均と中央値を表に示します（6－1、6－2）。

こうして比べると、東京の電話調査の結果のほうが全体的には高めですが、全国調査では二〇万円を超えている八つのクリニックのうち東京都内にあるのは三施設だけで、地方にも中絶料金の高い施設があることが判明しました。これも需要と供給の問題で、中絶を受けられるところが少ないと競争力が働かず高い料金で営業できるのかもしれません。

なお、検索サイトを用いた全国調査の方で九万円台が非常に多いのは、おそらく安く見せかけるために諸経費は除いて「手術料金のみ」を提示しているケースが含まれているためだと思われます。実際、料金の提示方法もクリニックによってまちまちで、細目まできっちり書き込んでいるところもあれば、「〇万円程度」と概算しか書いていないところも

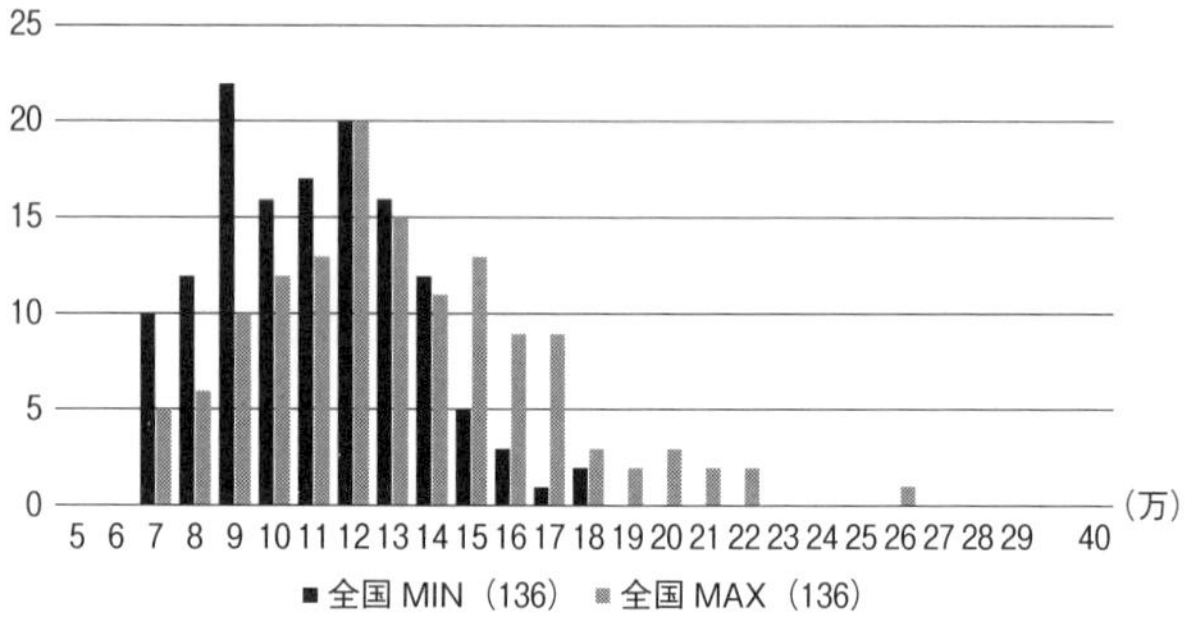

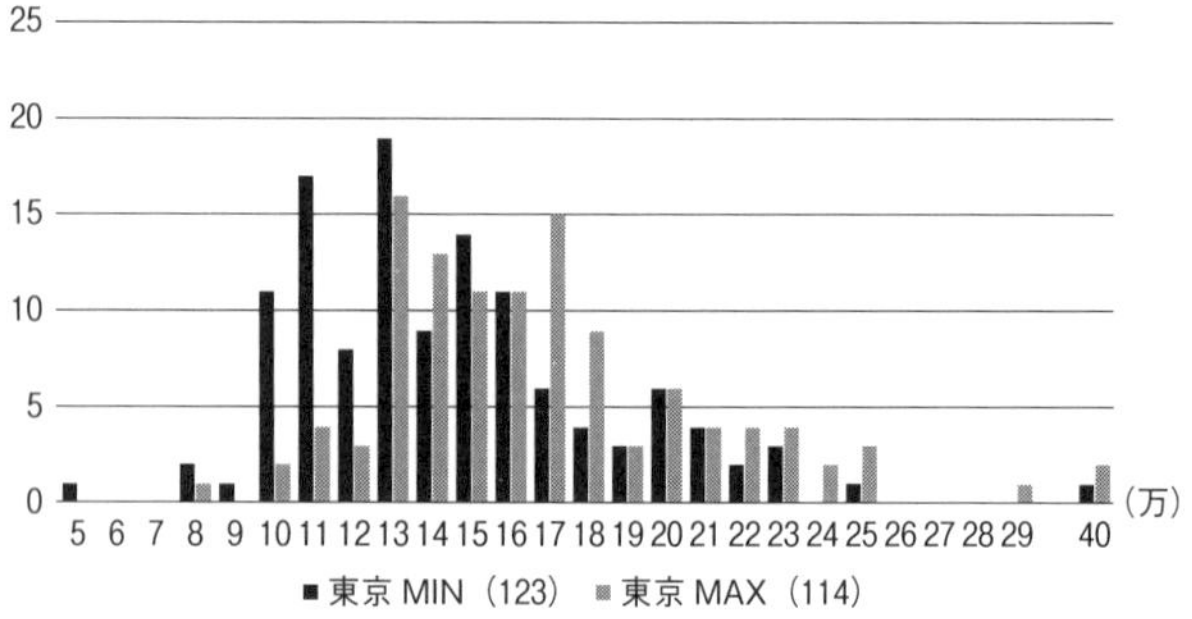

6－1　全国 Google 調査と東京電話調査による従来の初期中絶手術の料金の最小値と最大値の分布

	最安値の平均	最安値の中央値	最高値の平均	最高値の中央値
全国	￥114,378	￥110,000	￥134,402	￥130,500
東京	￥149,134	￥143,000	￥163,000	￥172,953

6－2　全国 Google 調査と東京電話調査による初期中絶の最安値と最高値の平均と中央値

少なくないのです。「初診料と検査料金は別途」などと書いてあるのはまだしも良心的で、そうした但し書きさえないケースでは、思わぬ追加料金がかかる可能性があります。

いずれにしても、医師の好きに価格設定できるのです。検査費用も数千円から数万円までと幅があり、麻酔代が別料金のこともあるのです（麻酔代をけちって払わない人はまずいないでしょう）。また、電話調査では、調査担当者が必要となる料金を細かく聞き出しているため、実際に支払う金額に近い高めの料金が報告されているのかもしれません。そうなると、単に東京だから高いとは一概に言えないかもしれません。

結局、一〇万円以内におさまりそうなケースはわずかでした。そうなると、先に挙げた医会会長（当時）の言葉の真意を捉えなおした方がいいかもしれません。会長は中絶薬の料金は「従来の中絶手術同様の一〇万円程度」と言いましたが、この言葉にはなんの縛りもないのです。それぞれのクリニックの実情に従って二〇万円、三〇万円になることを否定したわけではないのですから。むしろ中絶薬の料金は、それぞれの施設の「従来の中絶手術同様」にして構わないと会長はほのめかしたのではないかとも受け取れます。

そう考えると、中絶薬の承認申請を行ったラインファーマ社が、「価格」をつけずに申請したことの意味が透けてくるのではないでしょうか。

一二月六日に厚生労働省と法務省の担当者や議員を招いて参議院議員会館で開いた院内集会で、「薬の価格はどのように審査するのか」と質問した私に、厚労省の担当者は「英米仏独の価格と照らし合わせる」と回答しました。しかし、製薬会社は価格をつけてこなかったのです。つまり、価格についての審査は行われないことになります。

このまま承認されていくのなら、医師たちは大手を振って「言い値」で中絶薬を処方できますし、それを縛る制度も法律も何もないというのが現状なのです。それを食い止めないと、中絶薬という選択肢は絵に描いた餅になってしまうかもしれません。それでは、金銭的に余裕のない女性と少女の中絶の権利はまったく保障されないことになってしまいます。それは社会的に決して公正なことではありません。

補論5

不妊治療の保険適用

二〇二〇年一〇月、菅政権は出産を希望する世帯を広く支援するために不妊治療の保険適用を決めました。保険適用までの間は、現行の助成措置を大幅に拡大するために、特定不妊治療のために令和二（二〇二〇）年の第三補正予算で三七〇億円を計上しています。同じ補正予算で母子家庭等対策総合支援事業に計上された一四八億円と比べると二・五倍もの規模です。

厚生労働省が明らかにした「不妊に悩む方への特定治療支援事業等のあり方に関する検討会」の報告書の参考資料[1]によれば、この事業は「不妊治療の経済的負担の軽減を図るため、高額な医療費がかかる配偶者間の不妊治療に要する費用の一部を助成」するものだと位置付けられています。

助成対象は「体外受精及び顕微授精（以下「特定不妊治療」という）であり、対象者は特定不妊治療以外の治療法によっては妊娠の見込みがないか、又は極めて少ないと医師に診断された夫婦（治療期間の初日における妻の年齢が四三歳未満である夫婦）」となっています。

給付額は、①治療一回につき三〇万円（「凍結胚移植（採卵を伴わない）及び採卵したが卵が得られない等のため中止した場合は一回一〇万円」）で、助成を受けられる回数は「初めて助成を受けた際の治療期間初日における妻の年齢が四〇歳未満であるときは通算六回」、「四〇歳以上四三歳未満であるときは通算三回まで」（一子ごと）、または②男性不妊治療（精子を精巣又は精巣上体から採取するための手術）を行った場合は三〇万円となります。この拡充が適用されるのは令和三（二〇二一）年一月一日以降に終了した治療であり、期間は令和三年の一月から令和三年度の末までの一五カ月間です。

従来の助成件数は平成三〇（二〇一八）年度で約一三万八〇〇〇件であり、従来の七三〇万円の所得制限（夫婦合算）を撤廃することで、助成対象は拡大すると見込まれます。助成額も従来の一回一五万円（初回のみ三〇万円）を三〇万円に引き上げており、助成回数も「生涯で六回まで」だったのを「一子ごと六回まで」と引き上げました。この助成を受ければ、従来よりも特定不妊治療を受ける回数を増やすことが可能になります。

これは一見、不妊治療を受けている夫婦を利する施策に思えます。しかし、後述するとおり、特定不妊治療はリスクの高い医療であり、それを受ける当事者は女性である場合が多いため、女性の性と生殖に関する健康と権利（リプロダクティブ・ヘルス&ライツ）が守られていることを慎重に検討する必要があります。

ここでは、女性のリプロダクティブ・ヘルス&ライツの視点から、このたびの助成拡充のもつ問題点を明らかにしていきます。

†日本の不妊治療

日本産科婦人科学会編集の産科婦人科用語集では、「不妊症」とは「生殖年令の男女が妊娠を希望し、ある期間避妊することなく性交渉をおこなっているのにもかかわらず、妊娠の成立を見ない場合を不妊といい、妊娠を希望し医学的治療を必要とする場合」です。つまり、「不妊」は一定のからだの状態を指しているのであり、「不妊=病気」ではありません。自らの不妊状態に甘んじることなく、その治療を求めたときに初めて「不妊症」の患者になるのです。

日本における不妊治療は、「一般不妊治療」と「生殖補助医療」に大別されます。

「一般不妊治療」には、超音波検査で卵胞の大きさを測定し、排卵日を推定することで、最も妊娠しやすい時期に性交を行うように指導するタイミング法や排卵誘発剤を服用して排卵を起こす排卵誘発法が含まれます。これらには保険が適用されますが、人工授精は一般不妊治療に分類されながら保険は適用外です。

一方の「生殖補助医療（Assisted Reproductive Technology＝ＡＲＴ）」とは、卵子を体外に取り出す採卵や体外受精（ＩＶＦ）、受精させた卵（胚）を子宮内に戻す胚移植（ＥＴ）の他、精子を顕微鏡下で受精させる顕微授精（ＩＣＳＩ）などを組み合わせて行う高度な医療技術の総称で、保険適用外の人工授精と共に、このたびの助成拡充の対象とされています。それというのも、これらはすべて保険適用外で非常に高額であるためで、厚生労働省が資料で示した令和二（二〇二〇）年の平均治療費は体外受精一回あたり五〇万円、顕微授精一回あたり五〇万円以上六〇万円未満が最多で一八・〇パーセントでした。

二〇二〇年に法制審議会民法（親子法制）部会第七回会議で示された徳島大学大学院医師薬学研究部苛原稔氏の「日本の生殖医療の現状と課題」と題された資料[2]によれば、二〇一六年に日本で行われたＡＲＴ治療総周期数（女性の一回の月経周期で数える）は四四万七七九〇周期にも上ります。

世界でも日本は中国に次ぐＡＲＴ大国で、実施数は第三位のアメリカの二倍以上になります。その内訳は、通常の体外受精（通常周期＝採卵して体外受精させたらすぐに子宮内に戻す方法）が九万四五六六件、顕微授精が一六万一二六二件、凍結胚を用いた手法（凍結周期）が一九万一九六二件です。

最多である凍結胚を用いた手法とは、近年では最も有望視されているものです。体外受精でできた胚を凍結しておき、後の周期の排卵時に融解した胚の移植を行います。採卵直後の子宮はコンディションが最良ではないため、子宮内の環境が整ってから子宮に戻すことで妊娠率が向上します。同じ資料に示されている総出生数は五万四一一〇件（総周期数に対して一二・一パーセント）であり、うち通常周期四二六六件（四・五パーセント）、顕微授精五一六六件（三・二パーセント）と比べても、凍結周期は四万四六七八件（二三・三パーセント）と非常に成功率が高いことが分かります。

ただし、凍結周期法の場合は、採卵、体外受精または顕微授精、胚凍結、胚融解、胚移植とより手順が増え、凍結胚を保管しておく手間も増えます。操作が増すために値段もほかの方法に比べて高くなります。

さらに、以前は一回に複数個の胚を胎内に戻すことで妊娠率（戻した胚が着床したら妊娠とみなす）を上げていたのですが、母体への危険や産婦人科における医療的管理が手薄になることなどが問題視されるようになり、二〇一八年に日本産科婦人科学会は「生殖補助医療における多胎妊娠防止に関する見解」において、「移植する胚は原則として単一とする」こと、「ただし、三五歳以上の女性、または二回以上続けて妊娠不成立であった女性などについては、二胚移植を許容する」こととしています。以降、多胎は急速に減少した一方で、妊娠・出産に至らないケースが必然的に増えることになりました。

†妊婦の年齢

ＡＲＴの実施数は年々増加しています。冒頭に示した厚労省の事業拡充の説明資料によれば、国の不妊治療助成を受けた人数は平成二四年度実績で助成を受けた回数一回が一万五〇五一人、二回が一万四八二二人、三回が一万六三〇六人だったとされます。年齢で見ると、三九歳が最も多く一万一人、三八歳九八〇五人、四〇歳九四九八人と続きます。四〇歳以上を合わせると全体の三二・七パーセントを占めます。

しかし妊婦の年齢が上がるほど、妊娠をめぐる問題は増えていきます。年齢別にみた妊産婦死亡率（出産一〇万対）は、三〇歳の妊婦なら三・三ですが、四〇歳では一一・六、四三歳で三六・〇、四五歳以上だと五四・九にも上昇します。自然流産率も、三五～三九歳で二〇・七パーセント、四〇歳以上は四一・三パーセントで、これらの数値は二五～二九歳、三〇〜三四歳の群と比較すると統計的に有意に高くなります。

妊娠高血圧症候群の年齢別の相対的リスクも三〇歳の総体リスクを一とした場合、三九歳は一・六五、四三歳は二・一八、四五歳は二・六八と上昇します。周産期死亡率（一年間の出生数一〇〇〇対死産と早期新生児死亡の合計値）も、三〇歳の時点では三・六ですが四〇歳では七・〇、四三歳で一二・〇、四五歳以上では一四・一に上昇します。染色体異常も三〇歳の時点では出生一〇〇〇対二・一の頻度ですが、四〇歳では一五・二、四五歳では四七・八と上昇します。

このように考えると、不妊治療は必ずしもいいことずくめではなく、高齢でも子どもを持てる人が増える一方で、女性自身の健康や子どもの健康に対するリスクは増えていくという難点があるといえます。

とりわけ、通常の妊娠でも高齢になればなるほど流産しやすくなるものですが、不妊治療による妊娠の場合はなおさらで、総妊娠周期数に対する流産率は三五歳で二〇・三パーセント、四〇歳で三五・一パーセント、四五歳以上では六六・〇パーセントと、実に三分の二が流産を経験することになります。逆に総妊娠周期数に対して無事に出産に至る率は三五歳で一六・三パーセント、四〇歳で七・七パーセント、四五歳では〇・六パーセントにまで下がります。

年齢によって最終的に分娩に至る割合も変わります。避妊治療を五回受けた時点で分娩に至ったカップルの割合は、女性の年齢が三四歳以下の場合は六〇パーセントに達しましたが、三五〜三九歳は四割にとどまり、四〇歳以上では一割程度でした。分娩に至らなかった人のなかには、そもそも妊娠に至らなかったか、いったん妊娠をしたと喜んだものの流産や死産に至ってしまう人々も含まれています。

†妊娠判定とこころのケア

獨協医科大学埼玉医療センターの「不育症のこころのケア」[3]によれば、ヨーロッパひと生殖学会（ＥＳＨＲＥ）の心理社会的ケアガイドラインは、体外受精ＩＶＦ、顕微授精ＩＣＳＩを受けた人の妊娠判定検査実施後の精神病の有病率を明らかにしています。

それによると、女性の四人に一人、男性の一〇人に一人が（軽度を含む）うつ病を発症しており、女性の七人に一人、男性の二〇人に一人が（軽度を含む）不安障がいを発症していました。さらに流産後の有病率[4]は、ＰＴＳＤを有していた人は一カ月後二九パーセント、三カ月後二一パーセント、九カ月後一八パーセントであり、中〜重度の不安は一カ月後二四パーセント、三カ月後二三パーセント、九カ月後一七パーセント、さらに中～重度のうつは一カ月後一一パーセント、三カ月後八パーセント、九カ月後六パーセントでした。

不妊治療で不成功（流死産含む）の場合の長期有病率も高く、ＩＶＦまたはＩＣＳＩで治療不成功の場合、「女性一〇人に一～二人は臨床的に問題となるほど深刻なうつ状態を呈」しており、「治療不成功後三～五年間にわたり妊娠を希望し続けている女性は、新たな人生の目標を見つけたり、母親になったりした女性と比較して、多くの不安やうつ症状が認められる」と言います。

ＩＶＦまたはＩＣＳＩで治療不成功になってから五年が経過した後も子どもがいない元患者は、養子縁組や自然妊娠によって親となった元患者と比べて、睡眠薬の使用量、喫煙の頻度、アルコール摂取量が多い可能性があり、離婚する可能性が三倍高いことも明らかになりました。

同じ資料で挙げている最近のエビデンス（Farren, 2020）でも、二四週以前の早期流産（子宮外妊娠含む）を経験したカップル一九二組の夫婦のメンタルヘルスを比較したところ、妻のほうが精神的不調が長く続き、夫婦間ギャップが大きいために、妻対象のメンタルケアに加えて、夫婦関係の調整が必要だと結論されています。この研究によると、妻のＰＴ

SDの有病率は一カ月後三四パーセント、三カ月後二六パーセント、九カ月後二一パーセントと、ESHREの調査対象者よりも深刻でした。

以上を踏まえると、特定不妊治療の実施と並行して、メンタルヘルスに対する十分なケアを提供することは不可欠であるといえます。もともと、女性の方がうつになりやすいということは従来の研究でも明らかにされています。

日本政府は、国連女性差別撤廃委員会から女性のメンタルヘルスケアの問題に対応すべきだとも指摘されてきながら、対策はほとんど取られてきませんでした。コロナ禍において二〇二〇年に女性の自殺数が前年比で急増することになったのも、対応が遅れている結果ではないかと危ぶまれます。特定不妊治療を受ける女性はもちろん、一般の女性や少女に対するメンタルヘルス対策も急務であるといえます。なお、令和四（二〇二二）年四月の保険診療化後もカウンセリングは保険対象外です。

†出口戦略

一方、不妊に悩む人々に、不妊治療以外の「出口戦略」を立てていくことも重要です。不妊治療がうまくいかなかったり、不育症に悩んだりした末に里親になるという「出口」

を見つけた人々から、「四二歳まで不妊治療をした。早く知っていたら、子育ては体力勝負」「早い時期に知っていたら不妊治療にしがみつかない」「血のつながりだけが全てではない、と不妊治療をしていた頃の自分に教えたい」などの声も上がっています。より良い情報提供と機会の提供、制度的なバックアップを行っていくべきでしょう。

また、子どもを授からずに悩む人がいる一方で、意図せぬ妊娠で悩んでいる人々もいます。特に、若年層や貧困女性などで、「子どもを産みたい」という気持ちをもちながら、「中絶するしかない」と追い込まれてしまう人々が確実に存在しています。

日本家族計画協会理事長の北村邦夫が二〇二〇年五月二〇日の朝日新聞で明らかにした二〇一六年の中絶の実態調査によれば、「最初の人工妊娠中絶手術を受けることを決めた理由（女性）」について、「経済的な余裕がない」は二四・三パーセント、「相手と結婚していないので産めない」は二四・三パーセント、「自分の仕事・学業を中断したくない」が八・六パーセントでした。「経済的な理由」で産めない人々に経済的支援を行っていくことは、少子化対策として有効であることは間違いありません。

社会的な支援が欠落しているがために「産む」選択肢が事実上奪われている現状は、リプロダクティブ・ライツの観点に照らすと、まさに人権侵害的でもあります。また、未婚でも、当人が望むなら出産し、支援を受けながら安心して育てていけるような制度作りも必要です。未婚の母に対する差別の撤廃、仕事や学業との両立支援などの施策によって、「産みやすい」環境を醸成していくべきでしょう。

平成一五（二〇〇三）年に日本産婦人科医会が明らかにした一〇代女性を対象とした人工妊娠中絶についてのアンケート結果も示唆的です。

「妊娠がわかったときどう思いましたか」の問いに対し、「嬉しかった」が三二・六パーセント、「困った」六八・一パーセントで、一九歳女性では三四・五パーセントが嬉しかったと答えていました。「産みたいと思いましたか」に対しては、「産みたかった」三九・三パーセント、「産みたくないと思った」が一八・一パーセントで、一九歳女性では「産みたかった」が四一・八パーセントでした。

一方で「妊娠中絶を選択した理由」は「収入が少なくて育てられない」が六七・七パーセントで最多であり、次いで「若すぎる」「未婚のため」「子育てに自信がない」「学業に差し支える」が続きます。「もしこうだったら中絶しないで済んだ条件」については、「子育てと学業の両立」が三一・〇パーセントで最多であり、次いで「パートナーと結婚出来れば」「妊娠出産の費用」「親の理解」「育児への補助の充実」「教育費」「相手の理解」などが上位を占めていました。

これらの結果より、医会では「相当数の一〇代女性が産みたかったが、やむをえず人工妊娠中絶を選択している」「晩婚化による高齢出産のリスクを考えれば、一〇代での妊娠出産支援の方がより少子化対策には有効」「学生を対象とした公的保育施設の設置等、学業と子育ての両立支援も必要」と考察しています。

最後の両立支援については、従来、不妊治療を受けている当事者からも休暇制度や労働時間に関するより柔軟な対応を求める声が上がっており、厚生労働省が行ったパブコメでも経済的支援を求める意見より就労等の環境改善を求める意見のほうが多かったようです。フレキシブルな勤務システムの導入は、不妊治療のみならず、男性型労働形態からの脱皮と女性活躍支援の観点からも不可欠であり、早急に取り組むべき課題のひとつでしょう。

欧州議会では二〇〇八年に「不妊治療へのユニバーサル・アクセスを保障すること」が決議され、少子高齢化が緩和されることが期待されてきました。しかし、アメリカで一九八〇年代から不妊治療の保険適用を義務付けてきた複数の州の出生動向を調べた研究で、不妊治療を保険適用にしても少子化は食い止められないことが示されています。

二〇一五年にマチャドとサンス・デ・ゴルディィノは、一九八〇年代のアメリカで不妊治療の手法を制限せず既婚者に限定することもなく保険適用することを最も「強く義務」づけた州と、二一世紀に入るまでそうした法のなかった州とを比較することで、①不妊治療を保険適用にして初産のタイミングはどう変わったか、②不妊治療の保険適用が増えることで女性が生涯に産む子どもの数にどう影響するかについて実証的に調べました。[5]

その結果、不妊治療の保険適用により、比較的高齢の女性たちの出生率は上昇し、多胎妊娠も増えていたにもかかわらず、最終的な子どもの数の増加には寄与していなかったことがわかりました。特に、強い義務を課していた州の比較的若い女性たちには出産を遅らせる傾向が見られ、三〇歳の時点までにもつ子どもの数と、生涯に産む子どもの数のどちらも減少していたのです。

このことを踏まえると、不妊治療への助成は少子化対策としてではなく、女性のリプロダクティブ・ヘルス&ライツを保障するためにこそ行うべき施策だと位置付け直すべきではないでしょうか。

†提言

上記に照らして、以下を提言します。

女性の健康と権利を保障するという視点をまったく欠いたまま、少子化対策として特定不妊治療への助成を拡充するのみで、不妊治療実施に伴って女性がこうむるおそれのある諸問題の防止と解決のためにまったく予算をつけていないことは問題です。

女性は産む機械でも孵化器でもなく、人権を持つ一人の人間なのです。女性たちに、十分な情報を受けた上での選択（インフォームド・チョイス）が常に保障されることと、リプロダクティブ・ヘルスを守り、向上させるために安全で安心なヘルスケアを得られることは重要です。不妊治療にまつわる施策は、単に国の人口政策としてではなく、女性のリプロダクティブ・ヘルス＆ライツの観点から進めることが肝要です。

特定不妊治療への助成が拡充されることにより、「金を出すから治療せよ」と「金をもらえるのだから治療せよ」といった方向に国や家族や周囲の人々からプレッシャーを浴びた女性たちが、キャリア中断などに追い込まれるおそれもあります。不妊治療を行うか、続けるか、中断するか等々について、女性たち自身が決断する機会を確保するための対策が必要です。政府主導で学校や職場の側に理解を求め、柔軟な働き方改革を進めてもらう必要もあるでしょう。

不妊治療を受けている当人が「不妊治療しかない」と思い詰めることがないように、里親制度をはじめとした他の選択肢や子どもがいない生き方についても十分に情報提供することで、選択肢を増やしておく必要があります。

また不妊治療にまつわるリスクについては、常に前もって十分に説明しておき、当人が納得して選択できるようにする。また、途中で治療がうまくいかず続けるかどうかを迷ったり、やめたい気持ちが生じたりしたときに、十分なカウンセリングを受けられる体制を整えることで、メンタルヘルスの悪化を防止し、当人が治療継続または治療停止を納得して再選択できるようにする必要があります。

また、治療失敗に至った場合の女性たちのメンタルヘルスへのリスクが強く懸念されます。「六回」の枠を決して強制しないように留意し、心のケアは常に同時進行すべきです。

妊娠しても流産をくり返すケース、せっかく妊娠しながら出生前診断の結果中絶を選ぶケース、障がいをもつ子どもが生まれるケースが一定数あることを前提に、そうした場合のメンタルヘルスケアや産後の育児ケアまで、万全な備えをしていく必要があります。

なお、現在、新型コロナウイルスが蔓延しているなかで日本産科婦人科学会は「不妊治療」は先送りにすると発表していますが、そのさなかに補正予算でこの対策を打ち出したことは拙速と言わざるをえません。

特定不妊治療に予算さえつければ問題が解決するわけではないのです。これまでに行われてきた調査やパブコメでも、経済的支援よりも両立支援を望んでいる人が多かったわけです。特定不妊治療を受けている当事者のニーズを先に十分に把握したうえで、じっくりと対策を練るべきです。

また、「産みたい」のに「産めない」状況に陥っている人たちのために「産める」環境を整えていくことは、当事者のリプロダクティブ・ライツを保障するために不可欠です。また、すでに生まれていて貧困に苦しんでいる子どもたちやその親たちへの支援をもっと手厚くしていくべきです。

コロナ禍において、DVや性被害などの人権侵害に苦しんでいる女性たちも少なくない現在、それらの問題を差し置いて不妊治療にのみ多額の予算をつけ、しかも物理的に治療を受けさせるだけで当事者の心身の負担や権利をまったく考慮していないのでは、女性を子産み機械、孵化器としてのみ見ているのではないかと批判されても仕方ありません。

最後に、特定不妊治療費助成事業は、「女性の生殖に政策的に介入する」ものであり、下手をすると女性の自由権を侵害してしまいかねないものです。

第五次男女共同参画基本計画にもある通り、「心身及びその健康について、主体的に行動し、正確な知識・情報を入手することは、健康を享受できるようにしていくために必要です。特に、女性の心身の状態は、年代によって大きく変化するという特性があり、「リプロダクティブ・ヘルス&ライツ(性と生殖に関する健康と権利)」の視点が殊に重要である」ことを旨としてください。

この根本理念に照らし、人権としてのリプロダクティブ・ヘルスとリプロダクティブ・ライツの原点に立ち返って、施策の見直しを進めていただきたいと思います。

以上は、二〇二一年三月に筆者が厚生労働省に送った提言です。その後令和四年度から人工授精等の「一般不妊治療」、体外受精・顕微授精等の「生殖補助医療」について健康保険が適用されましたが、リプロダクティブ・ヘルス&ライツの精神はまったく生かされていません。また、巨費を投じてどれだけ少子化が緩和されたかも検証されていないのです。

結局、不妊治療の公費負担は、医師たちを潤すために導入された施策であったように思われてなりません。

一九九四年にエジプトのカイロで開かれた国際人口開発会議は、行動計画に「リプロダクティブ・ヘルス&ライツ（RHR）」が初めて国連文書に書き込まれたことで知られています。ところが、この会議において日本の代表団を率いていたのは外務大臣でした。一九七四年のブカレスト世界人口会議は厚生大臣、一九八四年のメキシコ国際人口会議は厚生事務次官が代表を務めていました。つまり、RHRが世界中の国々の目標に掲げられたとたんに、日本は自国内の女性たちのリプロダクティブ・ヘルス&ライツを進める活動を封印してしまったのです。現在でも、外務省には海外諸国のRHRのために支援しているとの記述がみられますが、厚労省ではRHRについてはほとんど（特に中絶についてはまったく）言及されていません。

刑法堕胎罪を一〇〇年以上にもわたって維持し、中絶に関する配偶者同意要件を七〇年間にもわたって保持してきたことにも表れているように、日本政府は女性の権利侵害を無視してきました。さらに女性のＲＨＲを改善する国としての義務も放棄し、「自由診療」の名のもとに医師が暴利をむさぼることができる制度を等閑視してきたのです。

妊娠する人の数が減った分を上回るほど、中絶料金も、出産料金も大幅に値上がりしてきました。特に出産料金については、料金が高くなったからといって保険組合から出る出産育児一時金の金額を上げ、いったん上がると、さらにそれに上回る料金をつけるといったイタチごっこが続いてどんどん値上がりしてきました。最近、出産育児一時金四二万円の範囲内で出産費用がおさまった人はわずか七パーセントという調査結果も出ています。

妊娠は「傷病ではない」という理屈付けで、女性の妊娠機能に関わるすべての医療が——月経も避妊も緊急避妊も中絶も、そして出産までも——アクセスが悪く高額になっています。そうした医師たちの「好き勝手」を厚生労働省が見逃してきたために、困るのは女性ばかりという状態が続いてきました。産婦人科医療を牛耳っているのがほぼ高年の男性医師である事実から、これは女性差別の最たるものだと言えるのではないでしょうか。

配偶者同意要件のために中絶を受けられず、孤立出産をして嬰児を遺棄したり、殺めたりする若い女性の事件が多発したことで、法の問題に気づく人々が増えつつあります。今こそ、声を上げ、状況改善に向けて「あらゆる最善の努力」をしていくべきです。

今、経口中絶薬の承認申請を機に、指定医師が不当に高い料金に設定することが懸念されています。ただ経口中絶薬を導入するだけではなく、掻爬法という旧式の手術を前提に存在してきた指定医師制度も、刑法堕胎罪も見直されるべきです。また、いったん開業してしまうと経営維持のために儲けを出さねばならない医療制度の問題も解明が必要です。

数年内に刑法堕胎罪と母体保護法を廃止することを視野に置きつつも、指定医師制度を改革することも必要ではないでしょうか。海外では医療者の中絶に対する態度を見直すためのトレーニング（Abortion Values Clarification and Attitude Transfarmation Training 中絶ＶＣＡＴ訓練）が開発されてきました。指定医師制度がすぐに消えないのであれば、ＶＣＡＴを受けた医療従事者（当面、薬剤師、看護師、すべての科の医師）を「中絶薬提供者」に指定する新制度に移行すべきです。さらに薬を公定価格化し、オンライン処方を実現し、ＶＣＡＴ有資格者の監視と指導の下での自宅服用を可能にすることが望まれます。

海外では経口中絶薬の導入で中絶観が様変わりしつつあるようです。近年、カトリック国でも次々と中絶が合法化されているのは、かつてとは「中絶」の中身が変わったことが大きく影響していると考えられます。

器具中絶による第一次中絶革命、吸引による第二次中絶革命、そして今や薬による中絶の第三次中絶革命が全世界で進行中です。東大の大須賀教授は、中絶薬を使うと「胎のう（胎児と胎盤になるもの）が排出される」と言いました。そう、今や妊娠早期の中絶ではまだ「胎児」でないうちに妊娠を終わらせることができるのです。「赤ちゃんを掻き出している」イメージとは異なる、新しい「中絶観」が世界中に広まりつつあります。

ところが、二〇二二年六月、トランプ元大統領の人事のためにプロライフ派の判事が過半数を確実に占めていたアメリカの最高裁で、一九七三年のロー対ウェイド判決が覆され、保守派の各州で中絶の権利が大幅に狭められることになってしまいました。

しかし、世界の超勢は、妊娠する人自身の価値観と好みに基づいて、本人が求める限り、安全な中絶医療を提供できるように法と医療を整備する方向に向かっています。安全な中絶を選択できることは人権です。国が道を誤ることはあっても、人権は普遍的なものです。アメリカでも、ポーランドでも、日本でも人権は尊重されるべきなのです。

注

第一章

1 ジョイセフ「歴史」 https://www.joicfp.or.jp/jpn/profile/history/

2 第二次人口と開発援助研究（国際協力事業団、国際協力総合研修所、二〇〇三）
https://openjicareport.jica.go.jp/pdf/11712064.pdf

3 読売新聞、二〇二一年九月二一日 https://www.yomiuri.co.jp/national/20210920-OYT1T50257/

4 https://www.mhlw.go.jp/web/t_doc?dataId=00ta9675&dataType=1&pageNo=1

5 https://www.mhlw.go.jp/web/t_doc?dataId=00tc5408&dataType=1&pageNo=1

6 読売新聞、二〇二二年二月二〇日 https://www.yomiuri.co.jp/local/kansai/news/20220220-OYO1T50005/

7 田間泰子『母性愛という制度——子殺しと中絶のポリティクス』勁草書房、二〇〇一

8 「経済条項」について詳しくは補論1参照。

9 塚原久美『中絶技術とリプロダクティブ・ライツ——フェミニスト倫理の観点から』勁草書房、二〇一四

10 鈴木由利子「水子供養による胎児観の変遷」『国立民俗歴史博物館研究報告』第二〇五集、二〇一七

11 ヘレン・ハーデカー『水子供養 商品としての儀式——近代日本のジェンダー／セクシュアリティ

と宗教』塚原久美監訳、明石書店、二〇一七
12 注7に同じ
13 第一六三回国会参議院予算委員会第二号、平成一七年一〇月五日、発言番号〇四一、山谷えり子
14 高橋史朗『[対談集] 主体変容の教育改革!』MOKU出版、二〇一〇

第二章

1 高井泰、中村永信(共に埼玉医科大学総合医療センター所属)、第七三回日本産科婦人科学会・学術講演会、医会・学会共同企画、生涯研修プログラム9、人工妊娠中絶に関する最近の話題(3)人工妊娠中絶手術の合併症に関する実態再調査(『日本産科婦人科学会雑誌 Vol.73, No.12』二〇二一)
2 https://www3.nhk.or.jp/news/html/20210925/k10013276681000.html
3 United Nations, Department of Economic and Social Affairs, Contraceptive Use by Method 2019 Data Booklet (https://www.un.org/development/desa/pd/sites/www.un.org.development.desa.pd/files/files/documents/2020/Jan/un_2019_contraceptiveusebymethod_databooklet.pdf)
WORLD CONTRACEPTIVE USE 2020 FAMILY PLANNING INDICATORS BY MARITAL STATUS AND AGE SURVEY-BASED ESTIMATES (http://creativecommons.org/licenses/by/3.0/igo/)
4 朝日新聞、二〇一九年一一月二七日 https://www.asahi.com/articles/ASMBP67G9MBPULBJ00T.html

5　日本では妊娠や人工妊娠中絶は健康保険が適用される「傷病」には当たらないとされ、妊娠や中絶関連のケアの受け手は厚労省の「患者統計」の分類にも含まれていない。しかし、ここでは「診療の提供者と受け手」としての「医師・患者」関係にあると考える。ただし、最近のWHOでは妊娠初期の中絶は「セルフケア」であり、中絶ケア提供者は医師に限る必要はないとしている。

6　https://www.sciencedirect.com/science/article/abs/pii/S001078241630138X

7　日本産婦人科医会のホームページ「会長の挨拶」に「令和四年六月一一日に開催した第九八回総会（臨時・役員選出）により、これまで副会長を務めていた石渡勇が新たに会長に就任致しました。」と掲載されているが、交代に関するニュースやお知らせはない。

8　科学研究費補助金・挑戦的萌芽研究二〇一〇〜二〇一一「我が国における中絶医療実態の調査研究」（研究代表者　金沢大学付属病院講師・打出喜義） https://kaken.nii.ac.jp/ja/grant/KAKENHI-PROJECT-22659101/

9　塚原久美「日本の中絶の安全性は確認されたのか」『女性学』二八号、二〇二一

10　https://www.jsog.or.jp/news/pdf/20210705_kourousho.pdf

11　https://www.jaog.or.jp/notes/note8514/#backnumberList2017

12　注9に同じ

13　https://pubmed.ncbi.nlm.nih.gov/25497050/

補論2

1　Tanfer Tunc, *Technologies of Choice: A History of Abortion Techniques in the United States,*

1850–1980, VDM Verlag, 2008

第三章

1 https://medlineplus.gov/ency/article/001483.htm

第四章

1 https://www.plannedparenthood.org/files/1514/3518/7100/Pill_History_FactSheet.pdf
2 https://news.osu.edu/abortion-has-been-debated-in-the-us-since-18th-century/
3 https://peopleshistorynhs.org/encyclopaedia/birth-control-on-the-nhs/
4 以下は英国中絶法（一九六七）成立時の条文　https://www.legislation.gov.uk/ukpga/1967/87/section/1/enacted
5 https://time.com/5459995/manifesto-343-abortion-france/
6 https://publichealth.berkeley.edu/people/malcolm-potts/
7 “Mifepristone Approvals” ©2021 Gynuity Health Projects Updated October 2021　https://gynuity.org/assets/resources/biblio_ref_lst_mife_en.pdf

補論3

1 https://www.societyfp.org/_documents/resources/guidelines2011-1.pdf
2 子育て支援のあり方などを提言する団体が出産費用についてアンケートした結果、出産の場合も、出産一時金だけで足りたケースは全体の七パーセントで、ほとんどのところがそれより高額に設定されていたとの報道があった。二〇二二年四月二一日朝日デジタル「42万円じゃ産めない…高額な出産費用　一時金でまかなえたのは7％」。

第五章

1 https://www.ipsos.com/ja-jp/human-rights-2018
2 国際連合広報センター unic.or.jp/files/Vienna.pdf
3 二〇一二年、国連人権理事会の決議文　A/HRC/RES/21/6 General Assembly Distr.: General 9 October 2012
4 https://www.who.int/health-topics/abortion#tab=tab_1

補論4

1 https://www.yakubutsu.mhlw.go.jp/individualimport/healthhazard/
2 http://www.huffingtonpost.jp/author/yokoakachi
3 日本経済新聞、二〇二一年一二月一八日

第六章

1 毎日新聞、二〇二一年四月二一日
2 "Japan to approve abortion pill–but partner's consent will be required" Justin McCurry in Tokyo,

the Guardian, 31 May 2022
3 高野武悦、小島温「人工妊娠中絶を2回以上継続実施した婦人の諸種実態調査」日本人口学会紀要ノ巻66－70
4 ティアナ・ノーグレン『中絶と避妊の政治学——戦後日本のリプロダクション政策』岩本美砂子監訳、青木書店、二〇〇八
5 https://www.guttmacher.org/evidence-you-can-use/medicaid-coverage-abortion

補論5

1 https://www.mhlw.go.jp/file/04-Houdouhappyou-11908000-Koyoukintoujidoukateikyoku-Boshihokenka/0000016944.pdf
2 moj.go.jp/content/001315959.pdf
3 mhlw.go.jp/content/11900000/000697877.pdf
4 妊娠二四週以前の流産（子宮外妊娠含む）した女性七三七人のコホート研究による
5 Machado, M.P., Sanz-de-Galdeano, Coverage of infertility treatment and fertility outcomes, *SERIEs* 6, 407-439, 2015

＊ウェブサイトのURLは、二〇二二年六月一日時点で閲覧したもの

ちくま新書
1677

日本《にほん》の中絶《ちゅうぜつ》

二〇二二年八月一〇日　第一刷発行

著者　塚原久美（つかはら・くみ）
発行者　喜入冬子
発行所　株式会社　筑摩書房
東京都台東区蔵前二-五-三　郵便番号一一一-八七五五
電話番号〇三-五六八七-二六〇一（代表）
装幀者　間村俊一
印刷・製本　三松堂印刷　株式会社

ISBN978-4-480-07499-7 C0247

ちくま新書

1613
夫婦別姓
――家族と多様性の各国事情
栗田路子／冨久岡ナヲ／プラド夏樹／田口理穂／片瀬ケイ／斎藤淳子／伊東順子

「選べない」唯一の国、日本。別姓が可能または原則の各国はどう定めている？ 家族の絆は？ 「選べる」の実現に向けて、立法・司法・経済各界との討議も収録。

659
現代の貧困
――ワーキングプア／ホームレス／生活保護
岩田正美

貧困は人々の人格も、家族も、希望も、やすやすと打ち砕く。この国で今、そうした貧困に苦しむのは「不利な人々」ばかりだ。なぜ？ 処方箋は？ をトータルに描く。

1668
国際報道を問いなおす
――ウクライナ戦争とメディアの使命
杉田弘毅

メディアはウクライナ戦争の非情な現実とその背景を伝え切れたか。日本の国際報道が抱えるジレンマを指摘し、激変する世界において果たすべき役割を考える。

1661
リスクを考える
――「専門家まかせ」からの脱却
吉川肇子

なぜ危機を伝える言葉は人々に響かず、平静を呼びかけるメッセージがかえって混乱を招くのか。コミュニケーションの視点からリスクと共に生きるすべを提示する。

1660
建築家の解体
松村淳

「スター建築家」から「顔の見える専門家」へ――。安藤忠雄、隈研吾、谷尻誠……「建築社会学」を探究する社会学者が、来たるべき建築家の職業像を示す。

1656
臨床心理学小史
サトウタツヤ

「過去は長いが、歴史は短い」フロイトからマインドフルネスまで、臨床心理学の歴史と展開の百数十年を概観し、現代の心理実践を考えるための一冊。

1654
裏横浜
――グレーな世界とその痕跡
八木澤高明

オシャレで洗練され都会的なイメージがある横浜。しかし、その背景には猥雑で混沌とした一面がある。欲望、野心、下心の吹き溜まりだった街の過去をさらけ出す。